世界青光眼学会联合会共识系列

WGA Consensus Series

青光眼进展

Progression of Glaucoma

人民卫生出版社

People's Medical Publishing House

世界青光眼学会联合会共识系列 青光眼进展
总 主 译 王宁利
分册主译 谢 琳
中文版版权归人民卫生出版社所有。

图书在版编目(CIP)数据

青光眼进展 /(美)韦瑞博(Weinreb, R.N.)主编;王宁利译.
—北京:人民卫生出版社,2016
(世界青光眼学会联合会共识系列)
ISBN 978-7-117-22182-5

Ⅰ. ①青… Ⅱ. ①韦…②王… Ⅲ. ①青光眼－研究进
展 Ⅳ. ①R775

中国版本图书馆 CIP 数据核字(2016)第 040229 号

人卫社官网	www.pmph.com	出版物查询,在线购书
人卫医学网	www.ipmph.com	医学考试辅导,医学数据库服务,医学教育资源,大众健康资讯

版权所有,侵权必究!

图字:01-2015-4458

世界青光眼学会联合会共识系列
青光眼进展

总 主 译:王宁利
分册主译:谢 琳
出版发行:人民卫生出版社(中继线 010-59780011)
地　　址:北京市朝阳区潘家园南里 19 号
邮　　编:100021
E - mail:pmph @ pmph.com
购书热线:010-59787592　010-59787584　010-65264830
印　　刷:北京铭成印刷有限公司
经　　销:新华书店
开　　本:710×1000　1/16　**印张:**9　**字数:**171 千字
版　　次:2016 年 5 月第 1 版　2016 年 5 月第 1 版第 1 次印刷
标准书号:ISBN 978-7-117-22182-5/R·22183
定　　价:48.00 元

打击盗版举报电话:010-59787491　E-mail: WQ @ pmph.com
(凡属印装质量问题请与本社市场营销中心联系退换)

世界青光眼学会联合会共识系列

青光眼进展

Progression of Glaucoma

主　　编　Robert N. Weinreb，David F. Garway-Heath，
Christopher Leung，Jonathan G. Crowston，
Felipe A. Medeiros

总 主 译　王宁利
Chief Editor　Ningli WANG

分册主译　谢　琳
Editor　Lin XIE

译　　者（按姓氏笔画排序）
才　瑜　王宁利　张秀兰　周和政　袁志兰　夏晓波
葛　坚　谢　琳　戴　超
Contributors
Yu CAI，Ningli WANG，Xiulan ZHANG，Hezheng ZHOU，
Zhilan YUAN，Xiaobo XIA，Jian GE，Lin XIE，Chao DAI

人民卫生出版社
People's Medical Publishing House

主　　编

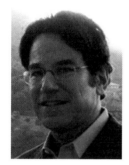 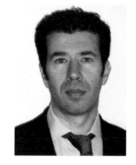 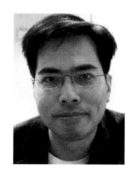

Robert N. Weinreb　　David F. Garway-Heath　　Christopher Leung

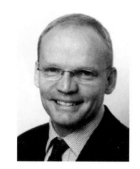 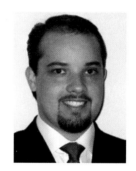

Jonathan G. Crowston　　Felipe A. Medeiros

会议组成员

Consensus Initiative Chair
Robert N. Weinreb, USA

Section Leaders
Jonathan Crowston, Australia
David F. Garway-Heath, UK
Chris Leung, Hong Kong
Felipe A. Medeiros, USA
Rohit Varma, USA

Co-leaders
Joseph Caprioli, USA
Balwantray Chauhan, Canada
Dave Friedman, USA
Chris Girkin, USA
Mingguang He, PR China
Anders Heijl, Sweden
Chris Johnson, USA
S. Fabian Lerner, Argentina
Jeffrey M. Liebmann, USA
Kuldev Singh, USA
Linda Zangwill, USA
Thierry Zeyen, Belgium

Participants
Doug Anderson, USA
Alfonso Anton, Spain
Makoto Araie, Japan
Paul Artes, UK
Tin Aung, Singapore
Boel Bengtsson, Sweden
Augusto Blanco-Azuaro, UK
Eytan Blumenthal, Israel
Andreas Boehm, Germany
Chris Bowd, USA
James Brandt, USA
Paolo Brusini, Italy
Donald Budenz, USA
Claude Burgoyne, USA
Jennifer Burr, UK
Anne Coleman, USA
Vital Costa, Brasil
David Crabb, UK
Tanuj Dada, India

Gus de Moreas, USA
Murray Fingeret, USA
Ivan Goldberg, Australia
Francisco Goni, Spain
David Greenfield, USA
Franz Grehn, Germany
Alon Harris, USA
Curt Hartleben, Mexico
Sharon Haymes, Australia
Paul Healey, Australia
David Henson, UK
Esther Hoffmann, Germany
Aiko Iwase, Japan
Nomdo Jansonius, The Netherlands
Jost Jonas, Germany
Malik Kahook, USA
Michael Kass, USA
Tae-Woo Kim, South Korea
Michael Kook, South Korea
Steve Kymes, USA
Ecosse Lamaroux, Australia
Felix Li, Hong Kong
Shan Lin, USA
Antonio Martinez Garcia, Spain
Eugenio Maul, Chile
Roberta McKean-Cowdin, USA
Andy McNaught, UK
Matthias Monhart, Switzerland
Winnie Nolan, UK
Kouros Nouri-Mahdavi, USA
Ki Ho Park, South Korea
Rich Parrish, USA
Mike Patella, USA
Pradeep Ramulu, USA
Harsha Rao, India
Lisandro Sakata, Brasil
Joel Schuman, USA
Chandra Sekhar, India
George Spaeth, USA
Paul Spry, UK
Kyun Rim Sung, South Korea
Remo Susanna, Brasil
William Swanson, USA
John Thygesen, Denmark

Andrew Turpin, Australia
Ningli Wang, PR China
M. Roy Wilson, UK
Gadi Wollstein, USA

Consensus Development Panel
Jonathan Crowston, Australia
Murray Fingeret, USA
David F. Garway-Heath, UK
Chris Johnson, USA
Tae-Woo Kim, South Korea

S. Fabian Lerner, Argentina
Chris Leung, Hong Kong
Felipe A. Medeiros, USA
Kuldev Singh, USA
Remo Susanna, Brasil
Ningli Wang, PR China
Robert N. Weinreb, USA

Recording Secretary
Kaweh Mansouri, USA

Glaucoma Societies/Sections of the following countries and regions have agreed to review the report:

Algeria, American Glaucoma Society, Argentina, Asian-Oceanic Glaucoma Society, Australian and New Zealand Glaucoma, Austria, Azerbaijan, Bangladesh, Belgium, Bolivia, Brazil, Bulgaria, Canadian Glaucoma Society, Chile, Chinese Glaucoma Society, Colombia, Costa Rica, Croatia, Czech, Denmark, Ecuador, Egypt, Estonia, European Glaucoma Society, Finland, France, Georgia, Germany, Glaucoma Society of India, Greece, Hungary, Iceland, Indonesia, Interest Group, International Society for Glaucoma Surgery, Iran, Ireland, Israel, Italy, Japan Glaucoma Society, Korea, Latin-American Glaucoma Society, Latvia, Lesotho, Lithuania, Mexico, Middle East African Glaucoma Society, Netherlands, Nigeria, Norway, Optometric Glaucoma Society, Pakistan, Pan American Glaucoma Society, Paraguay, Peru, Philippines, Poland, Portugal, Puerto Rico, Republic, Romania, Russia, Saudi Arabia, Serbia, Singapore, Slovakia, Slovenia, South Africa, South-East Asian Glaucoma Interest Group, Spain, Sweden, Switzerland, Taiwan, Thailand, Turkey, Ukraine, United Kingdom, Venezuela, Zambia

前　言

　　世界青光眼学会联合会第 8 次共识会议的主题是青光眼进展。过去的 20 年，我们对青光眼的诊断给予了很大的关注。事实上，在 2003 年的世界青光眼学会联合会共识会议的开幕式上，青光眼的进展就是一个主题。10 年来，针对青光眼的进展开展了大量的临床研究。随着诊断技术和其他一些技术快速发展等实质性进展，我们能够很好地判断疾病的进展。因此，本共识将对临床实践和青光眼临床研究产生广阔而深远的影响。这些在青光眼进展的临床和研究方面的全球顶级专家于 2011 年 6 月 28 日会聚巴黎，讨论关于青光眼的进展共识报告，并且提炼出共识的观点。

　　和以往的工作会议一样，对青光眼的进展这样一个既复杂又细致的论题，通过讨论寻找和获得共识是一项艰巨的任务。由于能够指导我们进行临床实践的证据缺乏，其实每一个人都很困惑自己如何决定怎样进行临床实践。我们知道，收集病人的数据作进展研究需要花费很多年的时间。因此，本共识不仅依据文献，而且依据专家的观点。尽管本共识不能够替代科学研究所得出的结论，但是在研究证据缺乏的时候，它具有指导临床实践的价值。本共识的目的是为临床青光眼进展的判断和鉴定提供一个基础，指导大家如何在临床实践中做得更好。缺乏临床研究证据的领域将是我们今后研究的方向。我们希望这次共识会成为认识和理解青光眼的进展的基准。和其他共识一样，它需要注入新鲜内容，我们希望随着更多的研究证据的出现，本共识能够得到不断的修订和提高。

主席 : Robert N. Weinreb
共同主席：

Jonathan G. Crowston
David F. Garway-Heath
Christopher Leung
Felipe A. Medeiros
Rohit Varma

（王宁利 译）
（Translated by Ningli WANG）

目　录

导　读

我们连续第八年关注世界青光眼联合会青光眼共识会议的内容，我们的主题是青光眼的进展。

自 2011 年 1 月起本次共识会的国际共同主席邀请来自全球的专家，通过在线共识论坛，对不同的共识专题进行了讨论。参会者对青光眼进展的五个领域主题展开讨论，要求围绕和贯穿青光眼进展的各个方面的关键问题都要达成共识，然后对五个部分讨论的观点进行总结。共识的初步报告，包括初步的共识观点被提交到青光眼协会供大家讨论并提出修改意见，之后被提呈 2011 年 6 月 28 日在巴黎召开的共识大会上讨论。

在共识大会讨论的当天，参会者经历了一场激动人心的、充满教育的和思想迸发的讨论会，讨论会审校和修订了共识观点。最后共识报告由共同主席和主编共同定稿，共识观点由共识专家全体人员修订最终得以通过。

主编　Robert N. Weinreb

（葛　坚　译）
（Translated by Jian GE）

1

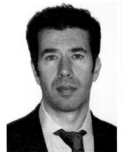
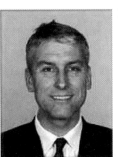
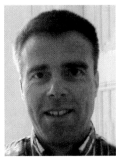
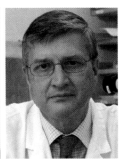

David F. Garway-Heath   Andy McNaught   Nomdo Jansonius   Anders Heijl

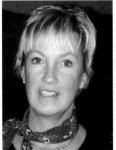
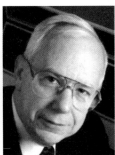
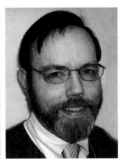

Boel Bengtsson   Douglas R. Anderson   William H. Swanson

第1章 视功能进展

David F. Garway-Heath，Andy McNaught，Nomdo Jansonius，Anders Heijl，Boel Bengtsson，Douglas R. Anderson，William H. Swanson

章节主编：David F. Garway-Heath
联合主编：Joseph Caprioli，Anders Heijl，Chris Johnson
编著者：Douglas Anderson，Paul Artes，Boel Bengtsson，Paolo Brusini，Balwantray Chauhan，nne Coleman，David Crabb，David Henson，Aiko Iwase，Nomdo Jansonius，Michael Kass，Michael Kook，Andy McNaught，Matthias Monhart，Kouros Nouri-Mahdavi，Mike Patella，George Spaeth，Paul Spry，William Swanson，Andrew Turpin

共识观点

1. 标准白 - 白自动视野计（SAP）是一种检测至少中央 24 度视野范围的固定模型，被推荐用来监测青光眼性视野损害的进展。

注释：关于其他可供选择的视功能检测方法（如倍频视野，分辨率视野，运动视野等），在其取代标准自动视野计，成为新的青光眼视功能损害进展检测方法之前，还需要进一步的研究。

注释：如果缺乏功能进展评估，结构进展也可考虑为青光眼性视神经病变，反之亦然。

2. 监测视功能改变需要足够的检查。

注释：青光眼病情是否进展的结论不能仅仅由最近一次和前一次的视野检查结果比较而得出。

注释：可疑的病情进展需要通过重复的视野检查来确定。

基线参数的收集(以前没有视野检查结果)：最初两年

3. 在临床实践中，在前 6 个月的时间里最好应该至少有 2 次以上可信的视野检查结果。

注释：在临床工作中，对于高致盲风险的人群，比如有进行性视功能损害的患者，包含三次视野检查结果的基线参数是必要的。

注释：一个可信的基线参数视野结果在监测病情进展方面是很有必要的。

注释：除非发现结果中有明显的学习效应、高假阳性错误、人为修饰盘沿或者其他明显的人为修饰结果，否则所有结果都应该被纳入病情的分析中。

4. 在接下来的 18 个月中,至少应行两次进一步的视野检查。

5. 如果视野有可能进展,视野检查要比预计更加频繁,这是视野追踪"事件分析"的要点。

注释:如果患者有视力丧失的高风险,在最初两年之内作 6 次视野检查,将有助于临床医生制定抑制快速视野进展(比如每年 2dB 或更糟的速度进展)的方案,以及建立理想的基线数据。

注释:可依据"事件"标准来判断视野可能进展,比如 Humphrey 视野计的"青光眼进展分析"软件和"非参数进展分析"。

6. 在实施一个疗效显著的干预后(比如手术治疗),需要建立一个新的基线数据。

注释:这个新的基线数据可以是基于以前进展"事件"而做的最新一次视野结果。

随访数据收集(最初两年之后)

7. 视野随访的次数应该基于临床有意义进展的危险性来决定,主要依据损害程度和预期寿命。

8. 对于低风险或者中度风险的患者,视野的复查频率应该为一年一次(除非是长期随访的患者),通常来说,在情况允许时应尽早复查视野。视野损害进展的确定可根据视野结果分析,以及一些临床表现提示的可疑病情进展或者显著的病情进展。

注释:相关的临床证据包括结构进展(临床影像学)、小片状出血、或者眼内压控制不好。

9. 对于高风险患者,随后的视野检查应该每年 2 次,如果"事件"分析明确有可能进展,或者如果其他的临床证据提示有进展的危险因素,则应该尽快再次复查视野。

注释:通过"事件"分析确定视野进展,随后的检查应该基于进展率的估计、危险因素以及其他临床进展指标、疾病分期和预期寿命而定。

注释:长期病情稳定,或进展缓慢而具有较小视野丧失风险,和其他临床参数提示低风险视野进展的患者,则不需要频繁地每年检测 1 次视野。

视野进展可以依据"事件 –"分析和"趋势 –"分析

事件分析:是指从基线到预期阈值有较大的变化,阈值是根据反复检测的变异性确定(依据损害的程度)。

趋势分析:是根据一段时间的变化率而决定,有意义的趋势分析是根据测量和变化大小的变异性确定。

10. 对临床随访观察中的不同时间点,事件分析和趋势分析都是需要的。

11. 总体而言,以事件为基础的方法应用于早期随访中,此时很少的视野结果用于系列分析。

注释: 通常需要至少两个非常充分的证据,才能确定视野进展。

注释: 视野进展的确定通常应该在不同时间做的检查,因为患者需要有"间歇时间"。

注释: 当根据"事件"方法来解读视野进展时,医生应该注意如下:

——基线视野,确保用于分析的基线是可靠的和恰当的;

——评估进展率和评估的确认度;

——视野损害的严重性依据即将发生的损害而定;

——进展的危险因素。

12. 总体而言,当大量的视野参数可用,并且有足够的时间进行进展率分析,这时的基线分析就可被用于以后的随访。

注释: 最初两年的进展率是粗略估计(中央视野评估发生的概率较大),多数患者需要较长的时间才能获得一个可靠的进展率评价。

注释: 趋势分析提供的是进展率的估计和可靠性的评估,可靠性的评估根据置信界限而判断。

注释: 当解读一些可能进展的数据时,临床医生应该考虑其他临床参数和进展的危险性。

13. 当确立进展后,医生应该明确该进展的确与青光眼相关,而不是其他疾病引起。

检测视野进展率

14. 医生应该有目的地去检测视野进展率。

注释: 评估进展率对于治疗方案的确定和估计患者有生之年视野损害的可能性是非常有价值的。

15. 除外晚期青光眼,如果有关进展率的整体指数(MD 和 VFI,而非 PSD 和 LV)是线性无变化时候,则在治疗上就不需要改变。

16. 当进展的线性模式可以接受时,如果不改变治疗方案,可以推算趋势分析来预测未来的视野丢失。

17. 局部和整体指标均要用于进展评估。

注释: 率通常是依据整体参数而得,比如平均偏差、平均缺损和视野指数,但是,旁中央病灶可能会被整体指数所掩盖。

18. 对于白内障患者,应用总体偏差较模式偏差更加敏感。但是,减少视野丢失的混淆因素,以模式偏差为基础的方法可能低估进展率。

19. 应用可靠的软件支撑。

注释：视野打印图的主观判断是不可靠的，很少得到医生的认同。应用视野计软件或者单机软件的统计分析，有利于可靠地确定和检测视野进展改变。

关注检查质量

20. 质量不好的检查将可能导致错误的进展评估。

注释：要减少检查的误差，最重要的要素包括给患者做一个恰当的说明、合适的仪器设备以及检查1个患者需要1个检查者监控。

21. 不要机械地依赖视野可靠性指数。

注释：视野可靠性指数有可能是不可靠的！最有用的指数是假阳性率；数值超过15%可能代表检查不可靠，数值小于15%并不代表可靠性高。技术员最能判断检查质量的好坏。

22. 如果不可靠检查需要重做，那么应该再次向患者做详细的讲解。

使用相同的阈值检查方法

23. 医生应该挑选他们最优的视野计技术，检查模式和阈值策略，来实施基线设定和继续跟踪随访。

注释：如果使用一个兼容的阈值程序和检查模型，就可以进行任何进展分析。

24. 在晚期青光眼，使用较小的、棱角大小锐利的 SAP 检查网格，例如 Humphrey 视野计 10-2 对检查这类患者是有价值的。

注释：例如带有 V 号大光标的动态视野计和标准自动视野计（SAP）也可以使用。

注释：24-2 到 10-2 的检查模式，通过商业软件权衡进展分析模式的益处和不利之处。

临床试验

25. 事件分析目的在于，在研究目的和临床显著性差异之间找出统计学的显著性差异。

注释：因为青光眼是一类慢性进行性疾病，而且进展总体呈线形，如果缺乏有效的治疗，即使一些有统计学意义的小的进展数据，都可演变为较严重的、且具有临床意义的视野损害。

26. 视野指数 VFI 的率分析是一种较好的统计方法，可以确定治疗组之间的差异。

注释：率分析方法已经被用于其他慢性进展性疾病的临床研究，比如痴呆症。

27. 应用于各种临床研究的进展"事件"标准的差异性与这些研究的进展率相比较，是有限的。

注释：不同临床研究组的比较也是局限的，因为就青光眼阶段、视野检查的质量以及其他因素而言，这些参数是不相匹配的。

研究需要

1. 用于进展分析的"事件"标准要基于患者个性化反复检查而定。

2. 很有必要比较事件终点位和进展率结果的数据，获得有关的临床研究数据需要适当的检查次数和检查间歇。

3. 对晚期青光眼患者，进一步的检查需要附加小而锐利的有价值检查网格，以及不同大小刺激光标，例如 V 号光标。

4. 为 III 号光标确定刺激对照物的适合的动态范围，并且开发具有更大的新的刺激动态范围作为合适的刺激对照物。

5. 在视野检查师和设备之间，患者与设备之间增强联系和交流。

6. 鉴定和开发刺激物类型（例如 FDT），以及用于针对小孩和某些不配合SAP检查的成人提供最佳进展分析信息的检查运算模式。

7. 开发可替代的方法用于挑选刺激位点，以便可以避免过度检查盲区和专注于有意义的区域。

8. 进一步评估以前阈值的益处，作为随访检查的一个起始点，或者如果以前的阈值小于 0dB，则要明确 0dB 刺激的这个点位看不见是否确切。

9. 为患者个性化选择最佳次数和检查时间。

10. 使用精准的模型。

11. 研发更好的方法来鉴定"学习效应"。

12. 为进展期青光眼视神经病变患者提供适当的检测和检测频率，以及具有正常值的标准自动视野计。

（谢　琳 译）

（Translated by Lin XIE）

引言

青光眼患者治疗的核心目标是在他 / 她的有生之年保存有用的视功能[1]。因此，鉴定和量化视野丢失进展是临床工作的基本需求。这个章节概括：①用于视功能检查的适宜技术，为监测视功能进展的运用和获得高质量的数据的指导提供证据；②依据不同水平视功能损害和患者的临床路径，实施恰当的检查次数和间隔时间的视野检查；③依据临床方案选择一系列视野检查数据统计分析和方法；④临床研究中的视野检查方法；⑤研究优先考虑提高视野评估工具的实用性。

I. 视功能检查的适宜技术

Andy McNaught

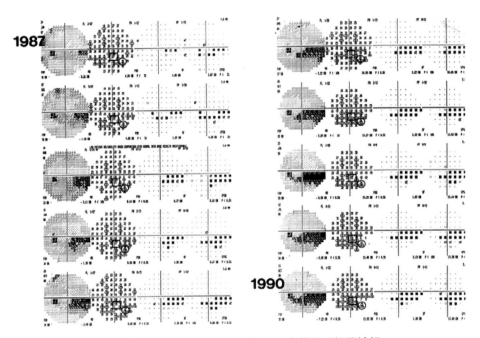

图1   系列SAP结果显示三年后下方的弓形视野缺损

标准"白–白"自动视野计（SAP）

标准自动视野计是目前建立的很好用于量化青光眼视野敏感性的技术，也被广泛地被研究。早在1970年代中期[2, 3]的研究工作就引领了现代自动视野计的产生。在那个年代的第一代自动视野计，包括Octopus视野计和1980年代早期[4]的视野计，应用自动视野计得到的结果监测青光眼性视野进展，比动态视野计敏感性更高[5]。

1989年Heijl和Asman[6]应用可靠性分析将异常视野从相同年龄组人群中区分。进一步改良Humphrey自动视野计（HFA），包括青光眼半视野检测（GHT）[7]，该研究团队又在1990年代[8]应用更快速阈值估算的"SITA"检查程序。

HFA是目前眼科普遍采用的设备：在英国眼科界99%使用相同类型的自动

视野计,其中 78% 使用 HFA[9]。一项英国检查者的调查报告显示,视野最常使用的是 Henson 范围仪器(39%),或者 Humphrey 视野分析仪(22%)[10]。普通眼科医生常采用 HFA,用于 AGIS,CIGTS 和 EMGT 等临床研究[11]。这些研究更加证明了 SAP 的价值,主要应用于 HFA,Octopus,或者 Henson 视野计。在检查和监测青光眼性视功能进展方面,应用"事件"和"趋势"分析整体指数和点方式技术。

获得可靠性 SAP 检查结果的指导

　　要确保青光眼进展在最早期的某个点被捕获,必须每次 SAP 检查是高质量的,且能及时捕获患者视功能损害的那个点。研究表明,如果临床上每一次的视功能检查变异少,就能很好地监测任何潜在的视野进展。重点要素包括:

ⓐ 在开始之前,对患者实施任何视功能检查,需要仔细推敲是否合适:如果患者因为身体原因在视野计前坐着不舒适,比如关节炎、颈椎病,就会得出差质量的视野结果。一些患者可能没有能力去理解检查,比如患有痴呆症。一些患者中央视力不好而不能固视,比如严重的黄斑病变。这些患者可以选择其他视野计,比如 Goldmann 动态视野计,或者使用结构分析的仪器方法来检测。严重白内障的患者也不能做出有意义的视野结果,如果可能的话,可在施行白内障手术以后再行视野检查。

ⓑ 视野技术员必须要确保患者带上合适的屈光矫正眼镜才能固视目标和刺激光,还要患者在整个检查过程中聚精会神。注意力不集中将降低敏感性。矫正镜镜框不能产生伪影。

ⓒ 患者必须对视野检查的过程有一个清醒的认识。他们必须明白完成检查需要多长时间,当他们完全不能察觉任何刺激光的时候,可能要花更长的时间检查(尽管他们的视野是正常的)。他们需要知道不可能 100% 获取刺激光,许多刺激光会很暗淡而看不见,这样他们就不会被检查吓着。

ⓓ 视野技术员在检查过程中必须在患者身旁,并鼓励和提醒患者好好固视,在检查过程中如有必要,让患者休息一会儿。理想化的技术员和患者比例是 1:1,1:2 也可以接受。但是,即便技术员不足,为获得最高质量的检查结果,每位患者应该配合整个检查。

ⓔ 指导检查的技术员最能准确评价患者的行为,但是,现代自动视野计在整个操作过程中也能提供一些附加信息用于自动监测患者。研究提示,比较假阳性,假阴性和短期波动较少应用。这是因为假阴性和短期波动与青光眼视野损害的程度密切相关(而不是患者的行为)[12];中度损害视野,例如平均偏差(MD)大约 −15dB,暗点的大小和数量就会增加。视野损害比降低变量密切相关的水平更严重,更重要的是与患者基础行为无关,而主要

是因为视野计受限的动态范围。但是,过度的短期波动反应总显示患者本质上的错误行为,当没有出现刺激光,但是患者表示看见了。当一系列视野可行时,为了监测视野丢失进展,Humphrey 视野计的青光眼进展分析(GPA)自动从基线或随访中剔除视野≥15%的短期波动反应。尽管能自动移除过度的短期波动,医生也能够判断视野的可靠性;如果很明显的不可靠,考虑从分析系列中移除它,需要权衡丢失这些数据的不利因素和拥有更多可靠数据的益处。

短波长视野计(SWAP)

这种视野技术是指在黄色背景屏障上有一个蓝色刺激光,这个黄色背景具有一个比传统的 SAP 更亮的如碗大般的背景灯。理论上,这种模型的优势是相对地减少中央视野的蓝色视锥细胞稠密性,这种“减少”可以早期发现青光眼性视神经损害。短波长视野计(SWAP)检查比 SAP 检查时间长,虽然短波长视野计(SWAP)已研发更短检查时间的 SITA 版本。几个团队的研究强调 SWAP 的长期波动比 SAP 高,并且最有可能受白内障的影响。SWAP 的长期波动理论上降低了监测视野进展的优势。

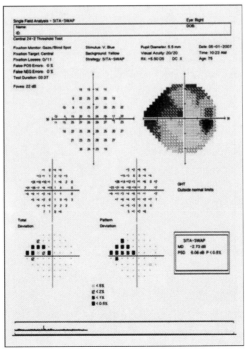

图2　短波长视野计的 SITA 结果显示一个上方的弓形缺损/鼻侧阶段

已经发表的文章提示，SWAP 比 SAP 更早监测到青光眼性视野进展。Van de Schoot 等人的研究却不支持这个观点[13]：416 位高眼压患者，使用 SAP 检查的 21 位患者 24 眼出现改变，但是使用 SWAP 检查并没有发现早期改变。15 例的 SAP 较 SWAP 更早发现异常。仅仅 2 眼的 SWAP 在 18 个月时有异常发现。结果显示在较多人群中 SAP 比 SWAP 对于青光眼功能改变的监测更加敏感。

目前认为，在发现和监测青光眼进展方面，SWAP 价值不大。

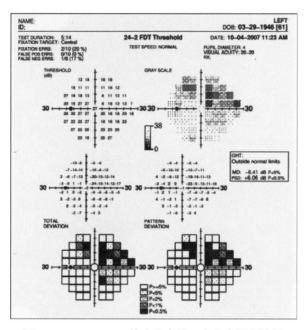

图 3　FDT MATRIX 检查患者的一个上方视野缺损

倍频视野计（FDT）

利用倍频视野计（FDT）可快速检查视功能检查。应用 Humphrey 视野计（HFA）作为"金标准"可发现早期青光眼，早期研究表明，其具有 85% 的敏感性和 90% 特异性[14]。

有关 FDT 是否可以用于发现进展改变的研究是有限的。Xin 等人[15] 纳入 33 个青光眼患者（55 眼）进行研究，做了两组基线和随访检查：方法有 Matrix FDT，24-2 的 Humphrey 视野检查，多焦闪光诱发电位（mf VEP）以及眼底立体照相。随访 21.1±1.8 个月。Humphrey 视野检查的 8 只眼（14.5%）MD 值有显著性改变。FDT 检查的 13 只眼（23.6%）MD 值有显著性改变。只要 5 只眼的 MD 值在 Humphrey 和 FDT 均有改变。每次检查显示一些眼有改变，但是，结果显示在这些眼的进展不明显。Fan 等人[16]的研究进一步证实，开角型青光眼 SAP 检查在正常范围内，而 FDT 发现这些患者中每 3 只眼几乎有 2 个出现视野丢失，同样在 SAP 也能预测某些程度的视野丢失。但是，这项研究并没有展示 SAP 在 FDT 正常眼的预测方面价值。在 FDT 比较 SAP 的研究中，明确视乳头结构有损害的青光眼患者，发现有相似的 FDT 精确诊断[17]，这或许比 SAP 检查稍微好一些[18]。

一项应用 SAP 和 FDT（C-20/N-30 模式）比较 65 位患者的功能进展趋势研究[19]，研究平均随访 3.5 年（中位数，9）。应用 FDT 发现 32 位（49%）患者有视野进展，同样应用 SAP 发现 32 位（49%）有进展。应用两种方法仅仅 16 位（25%）患者显示进展。

有关应用 FDT 获得的数据引导的监测青光眼进展的证据是有限的：数据提示在检测青光眼进展方面，SAP 和 FDT 视野计的差异很小或者没有差异。

高通量视野计（HPRP）

高通量视野计（HPRP）是一种功能检查方法，在 $20cd/m^2$ 灯的背景下有环形的刺激光。检查程序是在中央 30 度范围的 50 个视网膜位点出现最小的环形刺激光。HPRP 直接反映神经节细胞的密度[20]。检查快速，每只眼花费 5 分钟，并且患者依从性好[21]。应用 HPRP 发现青光眼性视野进展的证据非常有限。

Chauhan 等人研究报道[22]，平均观察 4.5 年的原发性开角型青光眼患者，57 位（50.4%）患者使用各种技术都没有发现视野进展，24 位（21.2%）患者单独使用 HPRP 发现有进展，而 6 位（5.3%）患者单独使用 SAP 显示进展。26（23.0%）使用两种仪器显示有进展。

这是最新的不够充分的证据支持应用 HPRP 监测青光眼性视功能进展。

运动敏感性

运动敏感性是指在中央视野范围通过移动刺激光检查患者的敏感性。运动检查缺乏任何分辨组分，构成一个"超敏锐"检查[23]，可以排除白内障和屈光间质混浊的影响[24]。在检查的早期版本，能够检查单个的视野位点，显示能早期发现功能运动缺陷的潜在价值，优于 SAP 检查 75% 的敏感性和 84% 的特异性[25]。最近的研究描述可以进行多个位点的运动敏感检查用于青光眼进展监测[26]，但是这部分工作还没有发表。

这是最新的不够充分的证据推荐使用运动敏感性检查监测视野进展。

晚期疾病：SAP 刺激光大小和 10-2

监测晚期青光眼的进行性视野丢失非常具有挑战性。应用标准的 HFA 的

24-2 或 30-2 检查模式将无疑导致大范围视野显示敏感性为零,并且对于能代表敏感性的残存很少的中央点位,发现进行性视野丢失的"分辨率"相对低。很清楚,这类患者的 MD 值非常糟糕,恐怕是 −20dB,已经有了严重的功能损害,此时治疗需要把眼内压降得更低,比如手术。虽然如此,很值得继续监测一些患者尽管中央残存视野非常小(<10 度),还在继续进行性丢失。选择包括应用一个大的棱角大小刺激光,比如 V 号代替标准 III 号,或者更加密集的锐利的检查,比如 FDT 的 10-2 程序。但是,目前尚没有广泛的,也没有确凿的证据支持这些策略。

SAP 的 V 号与 III 号刺激光对照

III 号可能高估了晚期疾病的视野丢失(和低估早期疾病的丢失),但是标准视野计最常被使用,因为它是合理的。Gilpin 等人对 10 个健康人群应用 Humphrey 视野分析仪的 Goldmann 刺激光 I-V 号,研究阈值刺激光范围的变化效果[27]:与 III 号刺激光相比较,观察到 Goldmann 刺激光 I 号(3.69dB)和 II 号(3.17dB)的较大的总体波动,以及刺激光 IV(2.64dB)和 V 号(2.51dB)的较小波动。这项研究提示,在 HFA 上检查正常人通过改变 Goldmann 的 III 号刺激光,对降低阈值波动并没有益处。Wall 等人报道比较 10 位青光眼患者和 5 位相同年龄的志愿者,使用常常用于测量能看见频率的曲线的 HFA 视野计来检查[28]。在 24-2 的两个视野位点,刺激光出现在 2dB 间隔,另一边在预估阈值的至少 10dB 处。这种模式用于三种刺激光大小(Goldmann 的 I,III,V)。青光眼患者一个检查的位点选择在正常视野敏感区,其他在 10~20dB 丢失区域。青光眼患者使用一个 V 号刺激光检查异常敏感位点的变异性是最低的。V 到 III 之间,V 到 I 之间刺激光的差异有显著统计学意义(V = 2.9dB,III = 10.1dB,I = 10.1dB)。这个结论是:在青光眼患者的中度损害和正常敏感性检查中,使用 SAP 的 V 号刺激光可以减少变异性。

HFA 视野分析 10-2 检查模式的价值

令人惊讶的是,在晚期青光眼病例有关 10-2 的价值研究很少。Much 等人报道,纳入 64 位患者 84 只眼平均随访 8.3±3.1 年[29]。在这个研究期间,14 眼视力下降超过 3 排。在这 14 只眼中,有 8 只眼视力 20/200 或者更糟。7 只眼丢失 3dB 或者 MD 可能会被两个视觉区域重新生成。他们总结说大部分治愈的晚期青光眼患者通常失去了 BCVA 线,且在长时间跟进时没有显示中心事业区域的损失。Fujishiro 等报告 27 例开角型青光眼患者的 27 眼,术前最好矫正视力敏大于等于 40/200,Humphrey 视野计 10-2 程序检测平均总体偏差值≤−20dB[30],小梁切除手术后随访 12 月的眼压,10-2 程序的视野检查和最佳矫正视力,术后 1 年,眼压从 19.7±5.8mmHg 下降至 9.7±2.6mmHg(P<0.05),视野参数从 0

开始的变化坡度无统计意义（P＞0.33），并没有与其他假定因素相关（P＞0.14）。术后 1 及 12 个月分别有 2 眼（7%）和 1 眼（4%）无明显原因的最佳矫正视力下降大于 2 行。该研究组认为小梁切除手术对中心 10 度视野影响甚小，但约有 5% 的案例发生无明显诱因的最佳矫正数量显著下降。

总的来说，没有太多的可获取证据来支持调整 V 号光标运用于进展青光眼案例。但是需要对此进行更多的研究，因为这最终可能证明对某些病人是有用的选择。目前可获取的研究不是意味进展青光眼中心 BCVA 的丢失是普遍的，但也不是必须与 HFA10-2 模式检查的视野丢失一致，因为"V 号光标"和"10-2"视野检查不能运用现行的 24-2，或 30-2 系列的 HFA 分析并证明进展，因此临床医师需要权衡仪器设备的缺失致视野检查策略改变的额外信息，从先前治疗中判断进展情况。

（谢　琳　译）

（Translated by Lin XIE）

II. 临床环境中的数据采集

Nomdo Jansonius, David F. Garway-Heath

总结

在收集的基线数据过程中，低和中度风险的青光眼病人可采取典型的一年一次的低频率视野监测，①短期内的基线视野的获取及②进展可疑后尽快加强视野的监测频率高风险青光眼患者需要频繁测试；在一段时间内检测提示病情稳定的患者其检测频率可以低一些。

背景信息

简介

本章包含功能进展检测共识中的"临床实践的获取"部分。由于多数青光眼患者被医疗保健体系中普通眼科医师诊治，简明，强大及安全的规则需要通过通俗易懂的表述阐明。这些申明在先前的共识声明中已阐述。下面将给出合理的建议的基本原理和证据。

关于证据

共识声明应有尽可能多的证据嵌入。在医学上的证据等级制度通常是从系统回顾和随机对照试验的 Meta 分析开始的，随后就是独立自身的随机对照试验本身。在视野检查，这些类型的证据是罕见的，事实上，可能无法回答许多重要问题。在视野进展的检测，数学建模是一种常用而有价值的工具。满足以下几个要求，可以被接受为证据。首先，清晰陈述且合理的假设必须提出，并进行充分的讨论；其次，模型参数的估计必须基于健全的实验数据或合理的假设（见第一要求）；第三，原始参数值的微扰或大偏差对最终结论的影响必须清晰（敏感性分析），这就是变异变量值必须注明而不仅是只使用参数值的平均值。

研究与临床经验

相比于临床 / 研究总体的费用视野检查的费用是较小的，因此，高频视野检测率的使用是为了让信息最大化。在临床环境中，面对有限的资源和老年患者等，寻找高性价比的视野率是非常有价值的。此外，意识到过于频繁的检查可能导致假证据性进展病例数（假阳性）超过进展的真阳性病例数是重要的，因此可能会降低医疗质量；适当的测试频率对良好的医疗护理是必要的。

另一个重要的区别是，临床医生使用额外的临床信息来估计进展的先验概率（在测试结果明确之前，假定病人可能进展的可能性）从而决策和权衡需要视野检测的频率。例如眼压，视乳头出血，疾病的阶段和患者的年龄。在一项研究中，这些额外的体征是在多变量分析的协变量，以防止偏移，他们不应该只凭一部分结果得出判断（进展状态），也不应该影响作为改变治疗的决定。研究揭示临床医生使用风险因素来优化诊疗。基于这两个原因，在研究和临床实践的视野检测方案是不同的：临床医生需要区别对待。

获取与解释的相互影响

本章是关于获取。应该认识到，数据采集和解释 / 分析相互影响，对它们独立处理在一定程度上存在认为误差（例如，对某一决定所需要的视野数量取决于所使用的分析数学方法；反过来，从数学分析算法所产生的假阳性率决定所需的最小的先验概率改变（稳定的可能性），因此，一个最小随访时间（因为先验概率随时间增加）。

在临床实践中获取视野采集的规则，假设分析至少包括：①事件检测；②进展率（速度）的估计（Rate of Progression，ROP）；和③快速进展者的及时检测。大多数事件检测算法需要 2 个基线视野和三个后续视野。这些应该在快速进展者已经发生临床上重要改变之前被收集。进展率（ROP）测量的不确定性（置信阈值）应该比青光眼患者中发现的 ROP 范围小（否则测量不增加任何信息）。这通常需要超过 5 年的随访时间[31]，但在一定的程度上取决于实际的 ROP 和视野检测的频率。在短时间内，ROP 的测量可用于识别快速进展的患者[32]，但真实的 ROP 的估计可能是贫乏的。然而，导致 ROP 精确估计的主要因素是随访时间，因此在短短的两年时间内很难获得精确 ROP 的估计。当 ROP 被计算，精确度（变化速度的置信区间）也被计算，因此临床医师可以判断估计斜率（进展速度）的可靠性。

在视野测试的初始阶段应该设计捕捉快速进展，并为在较长时间内后续 ROP 的测量提供数据。

临床数据采集

新病人/基线资料的采集

终生视力残疾的低风险患者，在前六个月内至少应收集 2 次可靠的视野，高风险的患者，可能需要在前六个月内收集三次视野。这个建议是因为多次事件检测算法需要两基线视野（EMGT criterion/GPA-I；[33] NPA；[34, 35] GCP[36]）。初次视野检查受试者，存在一个学习过程；[37] 因此需要再次的视野基线资料采集。Humphrey 视野计的青光眼进展分析（glaucoma progression analysis，GPA）软件，具有自动识别学习效果分析能力（如果所有的视野都源于可兼容策略）和警告用户采集另一个基线数据。在 GPA2，如果第一视野检查的学习效果是肯定的，其将会自动删除。同时，临床医生应该判断的视野的可靠性，特别是高假阳性错误或人为误差的视野应丢弃。

注释：由于这种初始学习和再次学习（初次视野检查的小改进），基线数据的"进展"临床医生应警惕快速发展的可能性，这由基线的平均偏差（mean deviation，MD）单纯下降表示。在此，临床医生应该继续高频的视觉测试，而不是减缓到的低频测试。

注释：通过 3 次基线视野检测，一次事件的特异性的检测法，能提高非参数进展分析（nonparametric progression analysis，NPA[34] 如下），（假阳性减少），好的基线视野不会浪费资源——你不需要再次检测获得更好的结果。

随访视野检测频率：适应性测试

数十年来，临床医生经常建议每年一次视野检查，几乎不考虑个体风险和检测结果，几项研究显示高频率视野检查有利于获得最优信息量 [32, 38, 39]。这些研究假设以相等的时间间隔的测试，然而聚类测试可能更有效（"等待和观察"）[40] 按照贝叶斯数学，仅仅需要进一步确定可疑进展/错误的视野需要高频率测试，病情稳定病人不需要高频率测试。这是适应性测试的本质 [41]。

适应性测试意味着大多数患者可以进行低频率视野检查①在一个短的周期内获得一个基线值；和②可疑进展发生检测频率应该增加。证实可疑视野进展

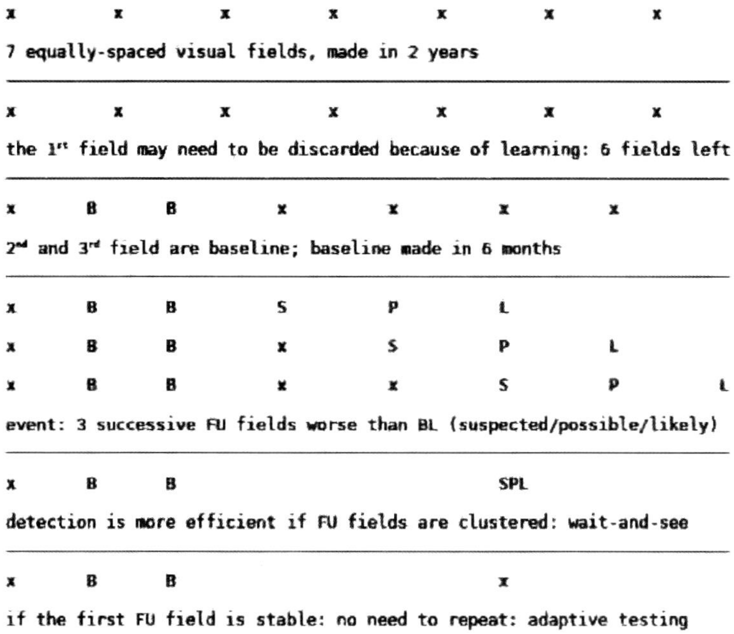

```
x         x         x         x         x         x         x

7 equally-spaced visual fields, made in 2 years


x         x         x         x         x         x         x

the 1st field may need to be discarded because of learning: 6 fields left


x         B         B         x         x         x         x

2nd and 3rd field are baseline; baseline made in 6 months


x         B         B         S         P         L

x         B         B         x         S         P         L

x         B         B         x         x         S         P         L

event: 3 successive FU fields worse than BL (suspected/possible/likely)


x         B         B                             SPL

detection is more efficient if FU fields are clustered: wait-and-see


x         B         B                   x

if the first FU field is stable: no need to repeat: adaptive testing
```

图 4　自适应性测试时间点的等待效应

的真伪需要提高检测频率，一个没有统计差异的单一视野是可以否认进展的。更详细的研究 [42] 分析的每年四次视野（"优选"）适应性测试的信息收益（确定进展能力）[39] 与每年 2 次的视野的价值（数域和假阳性鉴定）。

　　以下是测试频率的一般规则，这需要考虑视野丢失的严重程度，（其他）风险因素或进展的迹象（查看其他共同申明）和预期寿命 [43]。在适应测试中，使用适应性测试的规则判断视野检查时间点，基于"事件"分析基础，可疑视野进展，需要预定下一个视野检查。在这里，一个"事件"被定义为从预定的基线发生了一个可测量的变化。

　　在基线检测后，在基线范围内缺乏可疑进展（见上面：新患者 / 基线数据采集部分），低中等风险患者视野的检测频率可以降低到典型的每年一次测试。只要在后续的视野检查，根据事件检测法（见下文）认定是稳定，可保持低检测频率。当可疑进展时，应在短时间周期内重复视野检查。为了减少进展"延缓"的假阳性，进展只有证实才能确诊。未能确认视野进展考虑视野稳定是充分的。

　　注释：单一的视野提示进展被称为"可疑进展"如果确认了一次，就称为"可能进展"，如果确认两次就称为"很有可能进展"（三个连续视野比基线更糟）。在可疑或可能进展之后，缩短下次视野检查时间间隔，这取决于采用推算法的其他"可能进展"事情（见下文）。如 GPA，"可疑进展"后的缩短测试时间间隔是明智的，因为 GPA 的"可能进展"具有非常低的特异性。在这种情况下，一次的确认即为可能进展。对 NPA，可疑进展即可增速。在这种情况下，需要两次确认达到很有可能进展。两基线视野的很有可能进展的 NPA 的特异性为 90% 的，和三基线视野为 95% 的（如上），因此，相比 GPA 三基线视野检测更需要保证有其特异性[11, 14]，这是一个相互影响认知和阐释例子。所有这些表示目前还没有足够的证据提供一个明确的重复测试的阈值以确定进展。

注释：适应性测试的基准速率是每年的一个测试，并预测低和中等风险的患者。高风险患者应多频率测量。虽然几个进展的风险因素已经建立（见 4 章关于风险因素，89 页），但是建立可靠的个体风险因素是不太可能的。尽管如此，时间检测微调是可能的。在五年内没有发生事件的患者，可以进行较低的频次检测（例如，在最初的五年中使用了一倍的时间间隔）。

注释：一年内适应性测试的基准频率不是主观臆断，而是符合贝叶斯数学，遵从数据的事件检查法的特异性及观察数据的发生率，你想观察患病率 / 先验概率应高于 100 - 特异性。一个可测量的事件（确认进展）发生，采用当前事件检测法为每年约 10% 的患者（（GPA）早期青光眼的研究治疗组（GPA）[45]；Groningen 纵向青光眼研究（NPA）[35]），这表明了先验概率为 10%，在这些研究中可能进展并不保证非常高的阳性预测价值[34]，因此，一些（约一半）的 10% 可测量的事件可能仍然是假阳性。因此，如果我们假设 95% 的特异性，测试频率比年均测试会导致太多的假阳性结果。在晚期疾病和不良控制，进展的概率较高，进展结果也更重要；在适应测试中，这已经通过缩短基线测试时间间隔实现（例如，从一年到六个月）。相似的，在早期和良好控制的青光眼，在一段时间内基线检查间隔可以（也应该）延长至两年。

注释：只有可疑或可能进展的视野需要证伪。这是因为低的进展先验概率（通常是每年 10% 或更少）。单一的测试表明稳定性降低进展的概率为百分之几（稳定概率几乎为 100%）。不需要进一步测试！因为低的先验概率，这一结论在很大程度上是脱离于假设的敏感性和特异性。假如一次单一的测试提示进展概率为 20%。这显然不足以做出管理决策，重复测试是必要的。实验数据显示，约 40% 的患者经过初步确认后返回到稳定视野[35, 46]，表明了确认是必要的。如果我们采用每年一次基础频率视野测试，而不是尽快测试来确认进展与否，就会导致决策拖延的结果。自适应测试的基础：检测稳定性，根据基准频率进行下一次测试；如果可疑进展，减少测试间隔以确认进展与否。通过这种方式，对一定数量测试的信息量进行了优化。

注释：当进程是由一个"事件"算法标记，基线和事件之间间隔较短的时间，进展可能是快速的，一个长的时间间隔表明，进展可能是非常缓慢的，可能不需要干预。然而一个病人的随访时间越长，假阳性进展标记发生变得更有可能。因此，当在解释统计进展标记，考虑所有其他临床因素也是很重要（如眼内压力控制，成像结果，有无视乳头出血）。

　　注释：如果在五年内没有事件发生，MD 进展很可能是低于 0.5dB/ 年。在最初的随访期内（可能是数年），估计进展的真实率通常是不准确的；一个病人可能被认定为进展，因为进展速度有统计学意义，但真正的进展速度可能更快或慢。一些参数（例如，Humphrey 视野计）提供的估计进展速度和可能的进展速度的 95% 个范围；临床医生应根据临床资料解释这可能速度。

事件检测法

　　表 1 显示了一些事件检测算法的特性

　　表 2 给出了 GPA，GCP and NPA 可疑，可能进展的定义

表 1

Algorithm	Total deviation (TD) or pattern deviation (PD) based	MD range where the algorithm can be used	Pros and cons
GPA	PD	0 to -15 dB	Specificity depends on variability of individual patient; on average, relatively high specificity; HFA only; not for advanced disease
GCP	TD	Entire range	Specificity depends on variability of individual patient; HFA only; not available for SITA
NPA if applied to MD	TD	Entire range	Specificity equal for all patients and disease stages; specificity relatively low: consider making a third baseline field; applicable to all perimeters

表 2

	Suspected progression	Possible progression	Likely progression
GPA/GCP	≥ 3 open triangles	≥ 3 half-open triangles	≥ 3 black triangles
NPA	1 field with MD < lowest MD of baseline fields	2 consecutive fields with MD < lowest MD of baseline fields	3 consecutive fields with MD < lowest MD of baseline fields

　　注释：在 Humphrey 的 GPA 软件，如果基线 MD 是 ≤15 分贝或 >5dB，数据库，该软件增加了一个免责声明。如果特定点灵敏度 ≤15 分贝或 >5dB，那么该点的 ' 变化 '，设置为"没有信息"（×）为后续检查。

注释: 基于总偏差分析的算法容易混淆介质混浊影响(见下一节)。

注释: 在青光眼早期,NPA 也可以应用于 VFI 和,MD 大约到 −10dB,也应用模式标准差(pattern standard deviation,PSD)全局指数。

注释: GPA 和 GCP 是视野特异值。在 Octopus,在限制性敏感上没有事件检测算法的存在,从起点和在 P < 0.05 水平斜率特征的 MD 线性回归被认为是一个事件(具有每一次的分析特异性为 95%)。NPA 可对所有视野计提供球性单一青光眼损害的测量(如平均偏差,平均缺损或 VFI)。

注释: ≥3 开放三角是很普遍的,几乎不显示进展,因此"可能进展"需要在较短间隔采用 GPA/GCP 确认(见上)。

诊断进展之后

在一个事件被诊断后,2 个问题仍然存在。第一:青光眼导致了什么变化?第二:应该做什么?

进展原因?

白内障的发作与后囊混浊原因是进展混淆的主要原因,总体偏差总是出现,对可能进展的最佳解释原因有:

1. 总体和模式偏差的共损害
2. 具有正常灵敏度的个别测试位置
3. PSD 值的增加
4. 透明屈光介质的缺失

能够对观察到的进展做出解释的可能因素包括:

在 MD 值好于 −10dB 的情况下 PSD 值没有增加。

这些规则和模式偏差分析都不能帮助鉴别局部后发障碍,视网膜病变或更高视路的干扰。裂隙灯、眼底镜、警觉同侧和双颞侧模式是必要时。

尤其是在有怀疑的情况下,进展的先验概率应该被考虑到。影响进展的先验概率是眼压、青光眼阶段,年龄,如片状出血。然而,这些因素至少部分已经在适宜性测试基线时被低估了,因为它们有助于一个病人高、中、低风险的分类。

接下来应该做什么

在进展已经被确认后,需要考虑改变治疗。有助于决定改变治疗的因素是青光眼病变的阶段,进展的速率(或事件时间),盲点的确定及进展,病人的预期寿命[43],病人的意向(有些意愿'确保万无一失' 或避免过多的治疗)和后续治疗的潜在影响（如安全性和耐受性）。在治疗的显著改变（例如手术）后，必须重新定义新的基线。对于新的基线，使用最后 2 次视野（也就是，确定进展的 2 次视野）；没必要去记录额外的视野！如果事件发生在超过初始诊断或前次变化治疗五年后，就应该明确 ROP。

结尾附言

适宜测试和快速进展

结合前述的建议，快速进展者在随访 1.5 年后需要获得 6 次视野检查（至少 5 次，如果需要排除首次学习视野）：基线视野，明确基线后一年 1 次的视野，观察加重后两次短期内确认视野。采用 GPA 分析如若 '可能进展' 后检查间隔应该缩短，将需要 1.5 至 2.5 年检查予以明确（并取决于病人的第一次视野结果能否被使用）。这段时期内应与建议检查频次保持一致，能及时检测快速进展 [32]。因此，这提出的方法似乎能被接受，因为多次数地检测视野可以减少进展分析的假阳性。

适宜检测和进展速度

在随访的第一个五年中，ROP 的评估经常不精确，但是在两年内发生事件的，或五年内发生超过 1 次事件的病人，医生应该意识到迅速的进展。如果五年内没发生事件，代表进展变慢（低于平均进展速度）。然而，当几乎没有真正进展，一次事件迟早会发生，因为伴随访的时间增加事件检测算法的特异性降低（在随访过程中，每分析一个新视野来判断是否进展，这是一个区别假阳性的办法）。事件发生后，足够的检测次数和随访的持续时间（推荐五年），则能确定 ROP 可信区间的，基于 ROP 和可信区间采取治疗决策，而不是基于单独事件发生的本身。

最后

尽管这一章是关于数据采集而不是分析，采集和分析是相互依赖，从上文很明显发现后续大量研究问题是更好的事件检测算法。一个完美的算法需要高的特异性（不影响敏感性），特异性是基于病人特有的变化而不是基于整体人群的变化，并且能运用于不同严重程度的所有疾病及所有的视野计。

（谢　琳　李海军 译）

（Translated by Lin XIE, Haijun LI）

III. 如何测量/检测功能性改变；统计学方法

Anders Heijl, Boel Bengtsson

引言

这一部分主要探讨评估功能性青光眼进展的不同方法，列出专家共识并为不同检测方法的有效性寻求文献支持或循证支持。

趋势分析 vs 事件分析

趋势分析用于测定/量化疾病进展情况。趋势分析通常采取对综合视野指数进行线性回归的方法，所得回归直线的斜率即"进展率"。趋势分析也可在视野中单独的检测点或区域上进行。事件分析可用于检测病情进展，通常通过比较后续视野检查结果与基线结果来实现。病情进展的确认需要在连续的视野检查中发现确证的视功能退化。局部或区域检测可以显示病情进展的位置，而综合/整体检测显示整体病情随时间的进展程度。这是一个简便而全面的用来评价病情进展的方法，但是对于一些小的局部变化不敏感。

为检测病情进展而进行的局部趋势分析敏感性较低，但是特异性强于事件分析[47~49]。与事件分析相比，整体趋势分析发现疾病进展的时间也较晚[50]。然而，趋势分析的初衷是量化而非检测病情进展。

因为截断（地板）效应的存在，现今所有方法，包括趋势分析和事件分析，对于进展期视野缺失病人的视野检查都存在一定不足。

趋势分析和事件分析从20世纪80年代末期被应用于视野计。

趋势分析中的线性 vs 非线性拟合

一些文献表明用平均敏感度、平均偏差、平均缺损或视野指数对时间进行回归时，线性回归所得出的直线斜率能最恰当地描述已治病人的病情进展[51~54]。近期Caprioli及其同事发表的文章建议在视野中接近暗点的区域采用指数函数拟合比线性拟合更合适[55]。这种现象可能由截断效应引起。其他用于描述视野敏感度离散性的整体指数，如模式标准差和失方差，在正常眼和视野检测盲眼中是相近的。视野敏感度值的离散性可以用一条二次多项式曲线描述。因此这两个指数不能用来估算进展率。

点参数 vs 综合参数

点参数和综合参数都是必要的，但用途不同。点参数显示病情进展的区域。在视野旁中心区域进行视野检查得到的病情进展结果明显比外周区域的更重要也更可靠。综合参数是测量总体进展率的极佳选择，被应用于易于操作的检测工具中，用来检出病情进展速度过快以至于影响生活质量的病人。

模式偏差 vs 总体偏差（vs 混合视野指数）

总体偏差是指相对于经过年龄校正的正常阈值的偏差，而模式偏差在前者基础上还额外对敏感度值总体降低程度进行了校正。引入模式偏差这一概念的目的是减少间质混浊对视野检查结果解读的影响[56]。完全的弥散性视野缺失在青光眼病人中很少见[57]，但在青光眼性视野缺失的中期除了局部视野缺失，弥散性缺失也会发生。这意味着依据模式偏差数值检测进展只会低估由青光眼引起的视敏感度缺失[58,59]。在模式偏差概率图中，视野指数可用于鉴别青光眼性视觉缺失，但计算缺失深度时采用的是总体偏差。研究表明，在已经安装了人工晶状体的青光眼患者中，通过平均偏差（平均偏差是所有总体偏差数值的加权平均数）和视野指数进行计算得出的进展率是近似的，然而在患有进展期白内障的青光眼患者中通过视野指数算出的进展率小于通过平均偏差算出的进展率[60]。

临床常规检查 vs 临床试验

临床常规检查需要具备简便性。综合指数随时间的趋势分析结果解读过程直观，也可以说该方法容易学习 / 教授。

商业化的进展分析法应被推荐应用于临床管理。

已经确认可行的用于检测病情进展技术（事件分析）可应用于临床试验（事件分析通常比趋势分析更早发现病情进展）。用于临床试验的检测技术可能因为检查的频率不同、临床试验终点过于复杂并且（或）包括繁琐的计算或因为临床试验是针对青光眼特定阶段所设计等原因而不适用于临床常规检查。

估计检测标准的特异性

如何评价检测 / 测量青光眼功能性进展的方法的特异性？随机重测变异可通过在足够短的时间间隔内对病人进行重复检查而确定。因为检查的间隔足够短，可以认为病人在此期间未发生可以检测到的病情进展。绘制青光眼改变概率图时即采取此种检测方式。与较长的检测间隔相比，较短的检测间隔，比如一个月，可以降低检测结果间的变异性。

在改变概率图中，每一个检测点有 5% 的可能性被标记为假阳性结果。鉴于图中的检测点数量较多（24-2 式概率图有 52 个，30-2 式概率图有 74 个检测点），可以预料到其中碰巧会有数个假阳性结果的检测点。通过在连续检测中得到一定数量的可重复的阳性的检测点,检查方法的特异性会大大增高。

在趋势分析中,若回归直线斜率为负,一般可认为存在病情进展。但如果回归线附近点的分散程度极低,拥有极小负梯度的近乎水平的直线斜率也可能具有统计学意义,但没有临床意义。因此在评价回归结果时要考虑斜率的梯度。

在研究不同病情进展标准的特异性时,找到有效的参考标准十分困难。计算机模拟和专家共识都可作为参考标准[11],但据报道使用专家共识作为参考标准效果不佳[49,61]。

证据

除了一些具有非常严重的视野缺失的病人,整体指数的进展趋势在已治病人中呈线性。严重视野缺失病人的数据具有的截断效应可改变回归直线斜率的走向。

因为缺乏可靠的参考标准,检测方法的特异性难以确定。将检测顺序随机化可能可以保证真正的病情进展不被误认为无进展。

(张秀兰 译)

(Translated by Xiulan ZHANG)

IV. 视野检查在临床研究中的应用
Douglas R. Anderson

引言:临床研究

传统的"临床试验"是对接受不同处置的两组病人的比较;操作原则在两组病人进行比较的时期内的任何时候都是相同的。当只有一组病人时,例如当为了记录特定人群青光眼进展率的范围时,一些原则仍适用。

为衡量病情是否进展,结构改变或视功能(电生理功能)改变的测定可能是合适的结局指标。其他一些研究可能着眼于确定与执行任务能力退化或生活质量有关的指标。尽管这些指标很重要,但接下来的讨论不包括有关损伤或功能障碍的指标。

视野作为病情进展指标的基础

视野检查用于衡量视功能随时间如何改变(假定病情恶化)。

事件分析和率分析

视野对于疾病诊断和确认病人视功能受损很重要;但这里我们主要讨论病

情进展，即利用视野检查结果的变化作为确定青光眼损伤进展的一种手段。这一对在一定时期内功能改变（通常是恶化）的分析可通过汇总该时间段内的"事件"数据或计算"变化率"实现。

通过"事件"数据分析

一个"事件"即在某一时间点上，相比于基线数值，连续的亚临床视功能退化超过了阈值，并且统计学数据表明视功能有很大可能发生了明显改变。

一个事件（相比于基线的改变）必须具有统计学意义才是有效的。在对病人的临床护理中，该事件必须是病人现阶段或将来的生活方式所引起的后果。然而在很多临床研究中，只要具有统计学意义并且是特异的（与基线指标有恒定差异）的变化即可定义为"事件"，而不一定是生活方式引发的后果。例如，在近期一些研究的对照组中，出于伦理学原因微小的改变必须被检测出来，但特异性也要得到保证（为了避免得出假阳性的进展结果）。

比较研究

为了满足特定研究的需要，不同研究对于"事件"有不同的定义。因为有关病情进展的定义不同，不同研究间的进展率无法互相比较。此外，研究可能纳入不同的人群，这些人群可能患有不同类型的青光眼或者处于疾病的不同阶段。

因此，在单一研究中一组病人的治疗结果无法与另一研究中的一组病人的治疗结果相比较（不同的事件标准，队列研究不同的组成成分）。

当由不同标准定义的"事件"应用于同一数据时，可能得到相似或不同的病情进展率或青光眼发病率。甚至当进展率相同时，不同的标准所鉴定出的病人并非同一人群。

具体实例[59]：在 OHTS 研究中，视野改变的标准为由正常视野变为不正常视野。当病情进展以事件分析标准定义时，治疗组和对照组的结果仍显著不同。但两种标准鉴别出的新发青光眼病人人群并不同。可能的解释是一些病人在实验开始时只是恰好在正常范围边缘，实验中发生了微小改变就变为"不正常"（"发生了转变"），实际并没有真正满足事件标准定义的进展。同时其他病人的基线数据远在正常线上，即使可以检测到病情变化，但是并没转变为可诊断的青光眼。因此尽管不同标准得出了基本一致的终点事件发生率，但涉及被鉴别为青光眼的人群时，韦恩图在两种标准间显示出较差的一致性。

当视野检查被常规进行以探查是否有病情进展时，事件标准的特异性变得很重要。随着检查次数的增加（因为对某病人的长期随访或由于存在大型队列因此检查次数较多），假阳性事件的发生概率越发增加[42]。为了克服这一问题，我们需要某种确认方法。随着随访检查次数增多，确认操作的次数也相应增多以维持一定的特异性（或需要病情进展的其他体征与视野变化事件一同出现），这样做是有道理的。另一种解决方式是随着检验次数的增加而降低 P 值。如果某一具有统计学意义的事件需要较长时间才会发生，并需要多次检测得以确认，则很有可能进展速度本来较慢，花费在确认病情上的时间无关紧要。上述事实可能一定程度减轻对敏感性降低的担忧。

事件分析需要第一次检查（或者平均基线检查）时具有基线数值的所有区域的后续检测结果。因为队列包括的个体高度变异，相对基线的显著偏差结果包括高度变异个体的结果。这样有助于保证病情进展不会因某一个病人的显著偏差而确认，加强了检测方法的特异性。然而，如果我们能知道某个特定病人变异性较低，理论上我们可能检测到具有较高统计学可靠性的较小改变。双重或三重基线检查结果的平均值从某种程度上给出了更可信的起始值，但是对于个体变异的估计较差。这是非参数分析（NPA）的基础[34]。然而，个体检测变异性通过基线检查无法精确估计，所以我们转而使用总体重测方差。相比之下，当某一变量（下一节将会进行讨论）的下降率被确定时，个体病人的可重复性已被考虑进去；当再现性较差时为得出有统计学意义的趋势结果需要更多的检查结果。

年龄改变

年龄是视觉退化的混杂因素。毫无疑问这是因为眼睛与神经系统发生了解剖和生理上的改变（从角膜到视网膜的视路，以及从光受体经视觉皮质到大脑认知区域的神经通路）。随年龄发生的改变可归因于各种类型的组织退化，但是他们并非是所要研究的疾病本身，即青光眼。通常一个年龄相关的标准数据库可以抵消平均年龄相关的视功能退化。视觉异常可定义为与该年龄人群的均值的偏差。在一些个体中，因年龄引起的视觉退化更显著。为了减少因年龄引起的弥散性缺失可进行进一步的校正，例如利用模式偏差值进行校正。然而，这种对因年龄相关疾病（如白内障）引起的平均弥散性缺失的校正也抵消了青光眼引起的一般性功能异常。如此，只有退化比一般退化程度更严重区域的检查结果会促成青光眼进展的诊断。若将事件定义为一定数量的检测点上发生了一定程度的视功能下降，则在不经年龄、一般视觉退化校正的情况下，事件会在没有青光眼性损伤进行性增加的情况下出现。大多数情况下，在现有的校正措施下因年龄或其他疾病如白内障引起的改变不会影响对于青光眼病情进展的评价。现有的校正不会对诸如黄斑变性、脉络膜视网膜瘢痕、视网膜分支血管闭塞及神经通路损伤引起的视觉缺损进行校正。

考虑到事件分析的缺陷，为什么我们还要采用事件标准？定义事件后即可应用成熟的统计学方法——"Kaplan-Meier"法寿命表，可进行多因素的生存分析。这样我们可以采取一种熟悉而易懂的方式进行两组间比较。

因为数据不足，通过事件分析与通过下降率展示两组间统计学差异的统计学分析方法孰优孰劣尚无定论。

率（趋势）分析

临床研究中有两种率。事件发生率（累计频率）等于发生了青光眼的人数或达到了某一阈值的人数（单位是事件数每单位时间或百分率年）。相对的，变化率则是单位时间内 dB 的下降值（ΔdB/ 年）。在上个部分，我们主要讨论"事件"，包括发生率，现在我们讨论另一个根本不同的率：一段时间内发生变化的趋势。

趋势分析的操作方法形式多样，用于估算某一与疾病潜在损伤或疾病发生机制（轴突凋亡，轴突无法传递冲动，星形胶质细胞生理学改变，失去筛板的支持或其他未知损伤）有直接关系的指标（视觉阈，视神经纤维厚度等）的改变率。然而混杂因素如白内障的发生需要考虑在内。

研究视阈的变化趋势很有意义。除了整体指标，双侧弥散 / 局部视觉损失，损伤部位等是视觉损伤相关指标。率（而不是人为定义的"事件"）作为临床相关参数具有固有的重要性。因为出于临床目的，率与视野缺损部位、预期寿命等指标相结合可为病人是否需要更强力的治疗提供参考。在实验性研究的背景下，寻找更有效的利用率协助理论研究或实证研究的方法仍有待探索。

通常研究关注的视野变量是整体指数的其中一个，需要汇总所有检测区域的结果得出。不过，趋势分析也用于单独的区域，或者解剖学上的关联区域。

大多数统计学家认为在回归分析中可信的斜率估算需要至少六个数据点，与传统经验的观点不谋而合 [32]。在研究起始时进行三次检查并在随访结束时（两三年后）进行同样的三次检查比试验期间间隔相等时间进行的六次检查所得的斜率更可靠 [40]。

除了检查的次数，检查间隔时间也需要参考指标下降的速度而决定。间隔一天做出的六次检查不太可能做出有意义的估算。为了得出有意义的估算结果而花费的实验时间取决于检查间的变异性和所分析指标的实际变化率。

总之，在两组进行对比时如果两组总体的平均变化率存在差异那么个体的变化率不必精确量 [62]。上述方法的原理与信号平均法类似。信号平均法可去掉噪音变量以显露平均趋势。

未经治疗的青光眼病人其轴突的死亡速度尚无法确定其轴突是每年以固定数量还是以固定百分比损失（或两者皆非）。经验数据表明在接受治疗的进展期青光眼病人中至少有一个综合视野指数呈线性下降。但需要对此（损伤随时间呈线性或非线性增加，损伤程度与所测指标之间呈线性或非线性关系）进行进一步研究。

在某一时间点，下降率变得具有统计学差异。此时考虑将达到统计学意义的改变视为"事件"，并采用为事件分析设计的统计学方法。其他方法包括直接对率进行分析或对两个进行比较的队列的率的统计学差异进行分析。

如果干预措施有变化，则下一次视野检查可以作为从彼时开始的另一系列趋势分析的起点。这时需要我们经过足够长的时间耐心收集足够数量的实验数据进行分析以得出退化率的改变。此外，有其他统计学手段可以更客观地确定在某一特定时间负斜率是否发生了改变，并且将此时间点的变化与青光眼治疗的改变，病人的总体健康状况或者其他一些原因联系起来。如果视野检测结果变异性大，则很难确定两段时间内变化率不同还是指标下降非线性引起的。

趋势分析的优势是对于变异极小的个体，在较短时间内估计的斜率具有可靠性。由此可靠的检测对于估算个体的病情恶化是有益的。对于变异性较高的个体，达到终点的时间可能存在一定延后，直到指标的下降值足够大，大到超过变异的影响（此时即使采用事件分析他们也可能得出假阳性的事件进展结果；正如大多数事件分析方法，在总体平均方差已假定的情况下，此类个体容易得出假阳性结果）。近期有人提出在噪声数据中退化率可通过确定平均总体重测方差而确定[65]。但对于此方法的科学评价才刚刚开始。

在传统应用中，统计分析用于判断某一斜率是否在统计学上不为 0，当斜率与 0 的差值达到统计学意义的时间点，即可算作一个进展事件。然而，在现今临床试验对两组病人的比较中，两组平均斜率的标准误可用于判断平均斜率是否不同。如果某一队列的大多数病人进展缓慢或者无进展，他们对于整体平均水平的主导影响会使两组间的变异难以识别。在这种情况下，进行事件研究并使用 Kaplan-Meier 寿命表分析更有利。

要点

- 对于一个比较两组病人的临床研究，统计学任务是比较两组的平均率，即确定两组间的率是否有统计学差异而不需确定每个组的率。方差会妨碍特定个体退化率的估计，而利用每组的平均退化率可以克服方差的干扰。
- 率的比较可采取比较两个不同时间段（干预前后）的率的方式而不一定是两个队列的率的比较。
- 针对个体的率分析的潜在优势是在确定直线斜率是否具有统计学意义（斜率是否非 0）时方差的个体差异已自动被考虑进去。
- 比较两组人群的率分析的潜在劣势是平均斜率可能主要由很多无病情进展或进展微小的病人决定。
- 利用斜率的统计学方法的建立和经验性检验需要确定他们相对于比较两组

数据的 Kaplan Meier 事件分析或其他最优化方法是否具有优势。

研究中的参考队列

病情进展的确定以及两个或多个队列的比较需要进行统计学分析，根本上是需要控制方差或者了解方差相关知识。方差包括总体方差和测量方差，后者需具有可重复性和再现性。在一些实验设计中，通过仅纳入低 FP/FL 的个体可以降低方差。这样可以更准确地确定结构和功能的关系，或者更清楚地确认两组间不同。

在其他一些情况下，筛除具有高重测变异的个体意味着实验的结果可能不适用于无法产生可重复的视野检查结果的个体。这样的话检测结果便无法扩展到更广的人群。如果有很大比例的潜在合格受试者被排除，那么实验结果可能不能明确地用于更广的人群。

在选定病人身上进行的研究所得出的结果可能不适用于不满足研究条件的病人，这一点容易被忽略。非青光眼性病情进展的病例有助于结果的完整理解。

要点

- 进行临床试验时，要考虑到研究结果可能应用的临床背景，并且对于不熟悉纳入标准的医生不要排除研究结果可能适用的病人。
- 也许有些时候科学问题允许我们选择特定个体以减少变异和不可靠的视野检查结果的不良影响或者年龄以及非青光眼疾病的影响。然而，对于其他研究，特别是当志愿者中大部分不满足纳入标准时，这样的病人选择方法可能会限制实验结果在一般人群中的应用。
- 即使研究的结果可以被推广，明智起见我们要鉴别出非青光眼性视损伤的病人，如由白内障、黄斑变性、糖尿病、其他血管疾病、颅内疾病、或其他原因引起的视损伤。

（张秀兰　李　飞 译）

（Translated by Xiulan ZHANG, Fei LI）

V. 进行病情进展的功能评价研究时应优先考虑的事宜

William H. Swanson

要点

- 为 III 号光标刺激对比度确定合适的范围，开发具有合适刺激对比度的新型刺激光标。

- 改进视野检查者和仪器的交互界面，病人和仪器的交互界面。
- 开发选择刺激区域的备选方法以避免在盲区进行过多检查，从而更好地将检查集中在关键部位。

一个半世纪的临床视野检查活动提供了无可替代的强有力的工具：我们治疗青光眼病人以防止他们失明，而在评估由青光眼引起的失明时，没有什么方法可以和视野检查相媲美。一些研究领域的成果可以让我们把这一工具变得更优秀。20 世纪后半叶人们曾试图找到比传统视野检查更早确定视野缺损的方法。但在过去的 10 年里人们发现传统的视野检查已经足够好[64]并且在青光眼性视神经病发现前就可以通过视野检查发现视野缺损[65, 66]。我们需要的是更好地检测青光眼性视野缺损的方法，因为暗点区域的检测间变异很大[67, 68]。

在视野检查产生的第一个世纪，进行视野检查时需要医生亲自检测病人，在 Goldmann 规范[69]产生后经过训练的视野检查师可以为医生提供可靠的重复性较好的视野检查结果。然而为训练一个可以提供可靠结果的视野检查师需要数月，并且两个视野检查师对同一个病人可能给出完全不同的检查结果[70]。自动视野检查为使不同视野检查师在同一个病人身上获得相似结果而生。在向着这一目标迈进时，人们发现自动视野检查在暗点检测时会出现可重复性的下降。用于评价病情进展的视野检查需要改进的地方是在保持检测视野缺损的能力同时减少检测结果间的变异。这涉及刺激、检测位点选择方法的改进，更合理的病人选择和训练，改进的人机交互界面。

传统的自动视野检查使用的是 20 世纪前叶 Goldmann 基于心理物理学方法和定律所选取的光刺激，在现代显示系统下我们可以通过利用当代空间视觉和神经生理学知识使用新的刺激以减少检查结果的变异。青光眼病人的视野检查着重技术的运用，但仪器和技术员以及仪器和病人的交互界面仍需改进。

自动视野检查的标准化始于电脑运算能力有限的年代，对于每一个病人医生不得不从不同检测位点组合中选择一个。我们可以以检测位点规则网格（30-2，10-2，24-2，60-4）为框架做出敏感度的内插值灰阶图，灰阶图可以为临床医生提供与动态视野检查得到的等视力线图具有可比性的视野描绘图。视野描绘图与等视力线图的可比性使得自动视野检查得到广泛应用，技术重点也从内插形灰阶图转移到概率图。在没有视神经纤维层图做参考的情况下统计分析关注的是多少邻近区域发现了视觉缺损。然而青光眼性暗点更可能随神经纤维分布而不是网格上的位置。所以我们需要一个新的方法评估刺激部位的选择。

刺激

今日看似传统视野检查技术在发明之初亦是十分新兴的检查技术。视野检查开始于 19 世纪中叶，检查者用一个移动的实物以确定视野的范围，对于检测偏盲、环形暗点、盲点扩大和向心性视野缩小很有用。20 世纪初，更小的检测物体被用于检测包括弓形缺损在内的中心视野的微小缺损。20 世纪中期视野检查时所用的物体被光学系统产生的渐强刺激光代替。人们用当时的心理物理学标准对光刺激进行标准化。

如今基础立体视觉研究使用显示系统代替光学系统，并且着重低对比度的使用。自动化的视野检查只需单个 Goldmann 刺激（III 号光标）以及调节对比度的逻辑译码器即可完成[71]。高对比度刺激的应用效果尚不清楚，并且加大了缺损区域的检测间变异。在 21 世纪我们可以应用基础心理物理学知识和工具开发出更好地视野检查刺激源。

为描述视阈，Goldman 重点研究分辨光敏感度而当代心理物理学着重研究刺激对比度。基础视科学发现人类的视觉系统对于正弦光栅光斑的刺激最敏感[72]。在合适的参数下中心视野的敏感度值可在约 3% 的对比度下测出[73]。相比之下，能检测到敏感度的 III 号光标刺激的对比度需在 10%（35dB）到 100%（25dB）之间。在暗点区域我们需要使用非常高的对比度，例如 1000%（15dB）和 10 000%（5dB）。

高对比度的应用可能是高重测变异产生的主要原因[74]。心理物理学算法假定存在近视阈线性，即在视阈附近，传导视觉信号的内部响应随着对比度增高而呈线性增高。这一现象在低对比度是存在的，低对比度下视网膜节细胞反应随着刺激对比度增高而增高。然而在高对比度时，节细胞的反应呈非线性变化，随着对比度增加细胞反应增加速度越来越慢[75]。当刺激对比度从 10%（25dB）增加到 30%（30dB）时，一个节细胞的反应可能增加为原来的 3 倍，但当刺激对比度从 100%（25dB）增加到 3000%（20dB）时，节细胞反应只增加为原来的 1.5 倍。但当刺激对比度从 10 000%（15dB）增加到 30 000%（10dB）时，节细胞反应可能无变化[76]。

当刺激对比度在 100% 以下时，重测变异保持在一个较低的水平[77]。通过应用平均正态对比度阈在 3% 左右的刺激，我们可以轻松避免使用高对比度刺激。在视觉损伤部位，对比敏感度水平较低。这时增加刺激强度可能比应用高对比度刺激更有效。评价新刺激时，我们希望能从晶状体混浊、瞳孔缩小、杂散光和屈光不正对视野缺损检查结果的影响，以及个体间变异和重测变异等方面进行评价。对于 III 号光标刺激，我们需要确定刺激对比度的范围，并评估为避免高对比度（0～15dB）而增加刺激强度的效果。我们还需要研究新的与节细胞损失或功能损伤相关的指标，而不是关注刺激对比度。这些新指标应该可以在不同刺激下进行比较。外部验证是很重要的——相同的检查应在多中心进行评价。

交互界面

在当今的视野检查中,在病人正接受检测时医生离开房间或者一个医生同时对多个病人进行检测已经是很常见的事。我们需要做更多的研究,已确认医生活动中有哪些会影响检测结果。我们还需研究哪些需要进行视野检查的病人可以较好的完成检查,哪些需要更多的指导。

一些视野计有视线跟踪功能,但并不把这项功能用于调整刺激的位置或选择性丢弃眼球运动或眼睑闭合影响下的刺激结果。我们要更好地利用视线跟踪技术。

假阳性或假阴性率以往被应用于心理物理学以评价个体表现,但在视野检查中这两个指标都不可靠。高假阴性率可能仅仅因为 FOS 曲线过于平滑,所以如果新开发出的刺激可以得到陡峭的 FOS 曲线,则我们可以对假阴性率进行估算。假阳性率可以通过捕捉试验估算。在捕捉试验中没有刺激。为了获得准确的估计需要进行大量的捕捉试验,此举会增加实验时间。在一些仪器中反应次数被用来评价假阳性率,但这一方法也有问题[78]。我们需要研究改进假阳性率评价的方法。

视野检查产生的第一个世纪,人们利用巨大的光亮物体进行视野检查得到外围等视线,即视野的周界。使用更小更暗的物体可以加强对视野中心暗点的检测,经过训练的视野检查师进行等视线的测定时可以保证大多数时间病人可以看见并对刺激做出反应。当视野检查自动化时,检测位点的网格会导致视野大面积缺损病人的检测时间过长。这些病人检测时大部分时间看不见刺激而没有视野缺损的病人可以看见大约半数刺激。一个上半视野缺损的病人需要进行24-2 网格检测以评价下半视野的病情进展,然而 10-2 网格视野检查有助于评价固定部位旁边的上侧视野的病情进展。我们需要新的方法评价视野检查位点的选择。

检测位点

为了避免在盲区内进行过多检测并专注于我们感兴趣的研究部位,我们需要开发不同的方法以选择刺激部位。如果检测位点是根据个体病人所制定的,那么对于一个上半视野缺损的病人,大多数检测位点应位于下半视野,较多的检测位点位于黄斑,检测上半视野时应用更大的光刺激以确定该区域仍然是盲区。检测位点的选择可以根据第一次检查时得到的外围等视线图决定,然而现今的自动视野检查使用的是检测位点组成的固定网格,然后评估在这些区域敏感度如何改变。为了对检测位点的选择进行个体化,我们需要新的评估随时间发生的病情改变的方法。新的检查位点的选择方法还要帮助医生鉴别非青光眼性（如垂体腺瘤引起的）视野缺损。

为了保证敏感性与特异性，如今规则格网检测法只对中心视野进行检查。据估计外周视野检查会稍微提升敏感性，但会因外周视野检查中正常值范围变异较大而导致特异性下降。然而对于有严重视野缺损的病人，中央视野外的数据有助于评价视功能损伤[79]。例如，一个处于疾病进展期的病人，残留的颞侧视岛可以增强其活动能力，所以临床医生知晓颞侧视岛是否存在并且疾病进展是否在影响它很重要。

（张秀兰 李 飞 译）

（**Translated by Xiulan ZHANG, Fei LI**）

参考文献

1. European Glaucoma Society. Terminology and guidelines for glaucoma. 3 ed. Savona, Italy: Dogma; 2008.

2. Heijl A, Krakau CET. An automatic perimeter for glaucoma visual field screening and control: Construction and clinical cases. Graefe's Arch Clin Exp Ophthalmol 1975; 197: 13-23.

3. Fankhauser F, Spahr J, Bebie H. Some aspects of the automation of perimetry. Surv Ophthalmol 1977; 22: 131-141.

4. Li SG, Spaeth GL, Scimeca HA, Schatz NJ, Savino PJ. Clinical experiences with the use of an automated perimeter (Octopus) in the diagnosis and management of patients with glaucoma and neurologic diseases. Ophthalmology 1979; 86: 1302-1316.

5. Keltner JL, Johnson CA. Effectiveness of automated perimetry in following glaucomatous visual field progression. Ophthalmology 1982; 89: 247-254.

6. Heijl A, Asman P. A Clinical Study of Perimetric Probability Maps. Arch Ophthalmol 1989; 107: 198-203.

7. Asman P, Heijl A. Glaucoma Hemifield Test. Automated visual field evaluation. Arch Ophthalmol 1992; 110: 812-819.

8. Bengtsson B, Heijl A. Evaluation of a new perimetric threshold strategy, SITA, in patients with manifest and suspect glaucoma. Acta Ophthalmol Scand 1998; 76: 268-272.

9. Gordon-Bennett PS, Ioannidis AS, Papageorgiou K, Andreou PS. A survey of investigations used for the management of glaucoma in hospital service in the United Kingdom. Eye (Lond) 2008; 22: 1410-1418.

10. Myint J, Edgar DF, Kotecha A, Murdoch IE, Lawrenson JG. A national survey of diagnostic tests reported by UK community optometrists for the detection of chronic open angle glaucoma. Ophthalmic Physiol Opt 2011; 31: 353-359.

11. Heijl A, Bengtsson B, Chauhan BC, et al. A comparison of visual field progression criteria of 3 major glaucoma trials in early manifest glaucoma trial patients. Ophthalmology 2008; 115: 1557-1565.

12. Bengtsson B. Reliability of computerized perimetric threshold tests as assessed by reliability indices and threshold reproducibility in patients with suspect and manifest glaucoma. Acta Ophthalmol Scand 2000; 78: 519-522.

13. van der Schoot J, Reus NJ, Colen TP, Lemij HG. The ability of short-wavelength automated perimetry to predict conversion to glaucoma. Ophthalmology 2010; 117: 30-34.

14. Cello KE, Nelson-Quigg JM, Johnson CA. Frequency doubling technology perimetry for

detection of glaucomatous visual field loss. Am J Ophthalmol 2000; 129: 314-322.

15. Xin D, Greenstein VC, Ritch R, Liebmann JM, De Moraes CG, Hood DC. A comparison of functional and structural measures for identifying progression of glaucoma. Invest Ophthalmol Vis Sci 2011; 52: 519-526.

16. Fan X, Wu LL, Ma ZZ, Xiao GG, Liu F. Usefulness of frequency-doubling technology for perimetrically normal eyes of open-angle glaucoma patients with unilateral field loss. Ophthalmology 2010; 117: 1530-1537, e1531-1532.

17. Tafreshi A, Sample PA, Liebmann JM, et al. Visual function-specific perimetry to identify glaucomatous visual loss using three different definitions of visual field abnormality. Invest Ophthalmol Vis Sci 2009; 50: 1234-1240.

18. Racette L, Medeiros FA, Zangwill LM, Ng D, Weinreb RN, Sample PA. Diagnostic accuracy of the Matrix 24-2 and original N-30 frequency-doubling technology tests compared with standard automated perimetry. Invest Ophthalmol Vis Sci 2008; 49: 954-960.

19. Haymes SA, Hutchison DM, McCormick TA, et al. Glaucomatous visual field progression with frequency-doubling technology and standard automated perimetry in a longitudinal prospective study. Invest Ophthalmol Vis Sci 2005; 46: 547-554.

20. Popovic Z, Sjöstrand J. The relation between resolution measurements and numbers of retinal ganglion cells in the same human subjects. Vision Res 2005; 45: 2331-2338.

21. Dannheim F, Abramo F, Verlohr D. Comparison of automated conventional and spatial resolution perimetry in glaucoma. In: Heijl A (Ed.), Perimetry Update: 1988/89. Amsterdam: Kugler & Ghedini; 1989: pp. 383-392.

22. Chauhan BC, House PH, McCormick TA, LeBlanc RP. Comparison of conventional and high-pass resolution perimetry in a prospective study of patients with glaucoma and healthy controls. Arch Ophthalmol 1999; 117: 24-33.

23. Fitzke FW. Clinical psychophysics. Eye 1988; 2: S233-S241.

24. Bergin C, Redmond T, Nathwani N, et al. The Effect of Induced Intraocular Straylight on Perimetric Tests. Invest Ophthalmol & Vis Sci 2011; 52: 3676-3682.

25. Baez KA, McNaught AI, Dowler JG, Poinoosawmy D, Fitzke FW, Hitchings RA. Motion detection threshold and field progression in normal tension glaucoma. Br J Ophthalmol 1995; 79: 125-128.

26. Verdon-Roe GM, Westcott MC, Viswanathan AC, Fitzke FW, Garway-Heath DF. Exploration of the psychophysics of a motion displacement hyperacuity stimulus. Invest Ophthalmol Vis Sci 2006; 47: 4847-4855.

27. Gilpin LB, Stewart WC, Hunt HH, Broom CD. Threshold variability using different Goldmann stimulus sizes. Acta Ophthalmol (Copenh) 1990; 68: 674-676.

28. Wall M, Kutzko KE, Chauhan BC. Variability in patients with glaucomatous visual field damage is reduced using size V stimuli. Invest Ophthalmol Vis Sci 1997; 38: 426-435.

29. Much JW, Liu C, Piltz-Seymour JR. Long-term survival of central visual field in end-stage glaucoma. Ophthalmology 2008; 115: 1162-1166.

30. Fujishiro T, Mayama C, Aihara M, Tomidokoro A, Araie M. Central 10-degree visual field change following trabeculectomy in advanced open-angle glaucoma. Eye (Lond) 2011; 25: 866-871.

31. Jansonius NM. On the accuracy of measuring rates of visual field change in glaucoma. Br J Ophthalmol 2010; 94: 1404-1405.

32. Chauhan BC, Garway-Heath DF, Goni FJ, et al. Practical recommendations for measuring rates of visual field change in glaucoma. Br J Ophthalmol 2008; 92: 569-573.

33. Heijl A, Leske MC, Bengtsson B, Hussein M. Measuring visual field progression in the Early Manifest Glaucoma Trial. Acta Ophthalmol Scand 2003; 81: 286-293.

34. Jansonius NM. Bayes' theorem applied to perimetric progression detection in glaucoma: from specificity to positive predictive value. Graefes Arch Clin Exp Ophthalmol 2005; 243: 433-437.

35. Wesselink C, Heeg GP, Jansonius NM. Glaucoma monitoring in a clinical setting: glaucoma progression analysis vs nonparametric progression analysis in the Groningen Longitudinal Glaucoma Study. Arch Ophthalmol 2009; 127: 270-274.

36. Heijl A, Lindgren G, Lindgren A, et al. Extended empirical statistical package for evaluation of single and multiple fields in glaucoma: Statpac 2. In: Mills RP, Heijl A (Eds.), Perimetry Update 1990/91. Amsterdam: Kugler & Ghedini; 1991: pp. 303-315.

37. Heijl A, Bengtsson B. The effect of perimetric experience in patients with glaucoma. Arch Ophthalmol 1996; 114: 19-22.

38. Viswanathan AC, Hitchings RA, Fitzke FW. How often do patients need visual field tests? Graefes Arch Clin Exp Ophthalmol 1997; 235: 563-568.

39. Gardiner SK, Crabb DP. Frequency of testing for detecting visual field progression. Br J Ophthalmol 2002; 86: 560-564.

40. Crabb DP, Garway-Heath DF. Wait and See: Varying the Interval Between Visits to Get Better Estimates of the Rate of Visual Field Progression in Glaucoma. ARVO Meeting Abstracts 2009; 50: 1669.

41. Jansonius NM. Towards an optimal perimetric strategy for progression detection in glaucoma: from fixed-space to adaptive inter-test intervals. Graefe's Arch Clin Exp Ophthalmol 2006; 244: 390-393.

42. Jansonius NM. Progression detection in glaucoma can be made more efficient by using a variable interval between successive visual field tests. Graefe's Arch Clin Exp Ophthalmol 2007; 245: 1647-1651.

43. Wesselink C, Stoutenbeek R, Jansonius NM. Incorporating life expectancy in glaucoma care. Eye 2011; in press.

44. Artes PH, Sharpe GP, O'Leary N, Crabb DP. Visual Field Progression In Glaucoma: The Specificity of the Guided Progression Analysis Varies Considerably Between Individual Patients. ARVO Meeting Abstracts 2011; 52: 4148.

45. Heijl A, Leske MC, Bengtsson B, Hyman L, Hussein M. Reduction of intraocular pressure and glaucoma progression: results from the Early Manifest Glaucoma Trial. Arch Ophthalmol 2002; 120: 1268-1279.

46. Lee AC, Sample PA, Blumenthal EZ, Berry C, Zangwill L, Weinreb RN. Infrequent confirmation of visual field progression. Ophthalmology 2002; 109: 1059-1065.

47. Vesti E, Johnson CA, Chauhan BC. Comparison of different methods for detecting glaucomatous visual field progression. Invest Ophthalmol Vis Sci 2003; 44: 3873-3879.

48. Kovalska M, Grieshaber MC, Schötzau A, et al. Detection of visual field progression in glaucoma. Klin Monbl Augenheilkd 2008; 225: 342-345.

49. Viswanathan AC, Crabb DP, McNaught AI, et al. Interobserver agreement on visual field progression in glaucoma: a comparison of methods. Br J Ophthalmol 2003; 87: 726-730.

50. Casas-Llera P, Rebolleda G, Muñoz-Negrete FJ, Arnalich-Montiel F, Pérez-López M, Fernández-Buenaga R. Visual field index rate and event-based glaucoma progression analysis: comparison in a glaucoma population. Br J Ophthalmol 2009; 93: 1576-1579.

51. Mikelberg FS, Schulzer M, Drance SM, Lau W. The rate of progression of scotomas in glaucoma. Am J Ophthalmol 1986; 101: 1-6.

52. McNaught AI, Crabb DP, Fitzke FW, Hitchings RA. Modelling series of visual fields to detect progression in normal-tension glaucoma. Graefes Arch Clin Exp Ophthalmol 1995; 233: 750-755.

53. Kwon YH, Kim CS, Zimmerman MB, Alward WL, Hayreh SS. Rate of visual field loss and long-term visual outcome in primary open-angle glaucoma. Am J Ophthalmol 2001; 132: 47-56.

54. Bengtsson B, Patella VM, Heijl A. Prediction of glaucomatous visual field loss by extrapolation of linear trends. Arch Ophthalmol 2009; 127: 1610-1615.

55. Caprioli J, Mock D, Bitrian E, et al. A method to measure and predict rates of regional visual

field decay in glaucoma. Invest Ophthalmol Vis Sci 2011; 52: 4765-4773.

56. Bengtsson B, Lindgren A, Heijl A, Lindgren G, Asman P, Patella M. Perimetric probability maps to separate change caused by glaucoma from that caused by cataract. Acta Ophthalmol Scand 1997; 75: 184-188.

57. Asman P, Heijl A. Diffuse visual field loss and glaucoma. Acta Ophthalmol Copenh 1994; 72: 303-308.

58. Artes PH, Nicolela MT, LeBlanc RP, Chauhan BC. Visual field progression in glaucoma: total versus pattern deviation analyses. Invest Ophthalmol Vis Sci 2005; 46: 4600-4606.

59. Artes PH, Chauhan BC, Keltner JL, et al. Longitudinal and cross-sectional analyses of visual field progression in participants of the Ocular Hypertension Treatment Study. Arch Ophthalmol 2010; 128: 1528-1532.

60. Bengtsson B, Heijl A. A visual field index for calculation of glaucoma rate of progression. Am J Ophthalmol 2008; 145: 343-353.

61. Iester M, Corallo G, Capris E, Capris P. Agreement in detecting glaucomatous visual field progression by using guided progression analysis and Humphrey overview printout. Eur J Ophthalmol 2011; 21: 573-579.

62. Medeiros FA, Zangwill LM, Weinreb RN. Improved Prediction of Rates of Visual Field Loss in Glaucoma Using Empirical Bayes Estimates of Slopes of Change. J Glaucoma Mar 16, 2011 (Epub ahead of print).

63. Kovalska MP, Bürki E, Schoetzau A, Orguel SF, Orguel S, Grieshaber MC. Clinical evalua-tion of a novel population-based regression analysis for detecting glaucomatous visual field progression. Klin Monbl Augenheilkd 2011; 228: 311-317.

64. Sample PA, Medeiros FA, Racette L, et al. Identifying glaucomatous vision loss with visual-function-specific perimetry in the diagnostic innovations in glaucoma study. Invest Ophthalmol Vis Sci 2006; 47: 3381-3389.

65. Strouthidis NG, Scott A, Peter NM, Garway-Heath DF. Optic disc and visual field progression in ocular hypertensive subjects: detection rates, specificity, and agreement. Invest Ophthalmol Vis Sci 2006; 47: 2904-2910.

66. Artes PH, Chauhan BC. Longitudinal changes in the visual field and optic disc in glaucoma. Prog Retin Eye Res 2005; 24: 333-354.

67. Heijl A, Lindgren A, Lindgren G. Test-retest variability in glaucomatous visual fields. Am J Ophthalmol 1989; 108: 130-135.

68. Henson DB, Chaudry S, Artes PH, Faragher EB, Ansons A. Response variability in the visual field: comparison of optic neuritis, glaucoma, ocular hypertension, and normal eyes. Invest Ophthalmol Vis Sci 2000; 41: 417-421.

69. Goldmann H. Fundamentals of exact perimetry. 1945. Optom Vis Sci 1999; 76: 599-604.

70. Trobe JD, Acosta PC, Shuster JJ, Krischer JP. An evaluation of the accuracy of community-based perimetry. Am J Ophthalmol 1980; 90: 654-660.

71. Swanson WH, Sun H, Lee BB, Cao D. Author response: frequency-doubling technology and parasol cells. Invest Ophthalmol Vis Sci 2011; 52: 3759-3760.

72. Watson AB, Barlow HB, Robson JG. What does the eye see best? Nature 1983; 302: 419-422.

73. Pointer JS, Hess RF. The contrast sensitivity gradient across the human visual field: with emphasis on the low spatial frequency range. Vision Res 1989; 29: 1133-1151.

74. Gardiner SK, Swanson WH, Demirel S, McKendrick AM, Turpin A, Johnson CA. A two-stage neural spiking model of visual contrast detection in perimetry. Vision Res 2008; 48: 1859-1869.

75. Kaplan E, Shapley RM. The primate retina contains two types of ganglion cells, with high and low contrast sensitivity. Proc Natl Acad Sci U S A 1986; 83: 2755-2757.

76. Swanson WH, Sun H, Lee BB, Cao D. Responses of primate retinal ganglion cells to peri-metric stimuli. Invest Ophthalmol Vis Sci 2011; 52: 764-771.

77. Artes PH, Hutchison DM, Nicolela MT, LeBlanc RP, Chauhan BC. Threshold and variability properties of matrix frequency-doubling technology and standard automated perimetry in glaucoma. Invest Ophthalmol Vis Sci 2005; 46: 2451-2457.
78. Newkirk MR, Gardiner SK, Demirel S, Johnson CA. Assessment of false positives with the Humphrey Field Analyzer II perimeter with the SITA Algorithm. Invest Ophthalmol Vis Sci 2006; 47: 4632-4637.
79. Lovie-Kitchin JE, Soong GP, Hassan SE, Woods RL. Visual field size criteria for mobility rehabilitation referral. Optom Vis Sci 2010; 87: E948-957.

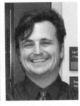 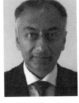 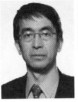 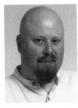

Christopher Leung Linda Zangwill Chris Girkin Bal Chauhan Makoto Araie Chris Bowd

    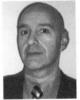 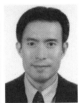

Harsha Rao Claude Burgoyne Tae-Woo Kim Tanuj Dada Antonio Martinez Garcia Michael Kook

   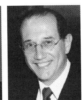

Jost Jonas Ki-Ho Park Kyung Rim Sung Remo Susanna Andreas Boehm Gadi Wollstein

第2章 结 构

Christopher Leung，Linda Zangwill，Chris Girkin，Bal Chauhan，Makoto Araie，
Chris Bowd，Harsha Rao，Claude Burgoyne，Tae-Woo Kim，Tanuj Dada，
Antonio Martinez Garcia，Michael Kook，Jost Jonas，Ki-Ho Park，
Kyung Rim Sung，Remo Susanna，Andreas Boehm，Gadi Wollstein

章节主编：Christopher Leung
联合主编：Chris Girkin，Linda Zangwill
编著者：Makoto Araie，Andreas Boehm，Chris Bowd，Claude Burgoyne，Balwantray
Chauhan，Tanuj Dada，David F. Garway-Heath，David Greenfield，Esther Hoffmann，
Jost Jonas，Tae-Woo Kim，Michael Kook，Antonio Martinez Garcia，Felipe A. Medeiros，
Ki-Ho Park，Harsha Rao，Joel Schuman，Kyung Rim Sung，Remo Susanna，Ningli
Wang，Gadi Wollstein

2.1 测量视乳头和视神经纤维参数的技术
Linda Zangwill，Chris Bowd，Claude Burgoyne，Tae-Woo Kim，Harsha Rao

共识声明

1. 连续的视乳头立体照相和视神经纤维层摄影是监控结构进展的重要且经久不衰的方法。

注释：视乳头和视神经纤维的立体照相临床检查与基线照片相比有助于检测改变。

注释：对杯 / 盘比值的主观估计仅能发现视杯较大的改变且不能有效的监控结构改变。

2. 彩色眼底照相是发现视乳头出血和视乳头旁萎缩灶的优选成像模式。

注释：视乳头出血和区域 PPA 是已确认的青光眼进展的危险因素。

3. 区域的视乳头旁萎缩灶的改变可以显示青光眼的进展。

注释：评估视乳头旁萎缩灶改变的方法需要进一步的确立，包括了眼底照相，CLSO 和 SDOCT。

4. 一些成像设备，包括激光共聚焦扫描检眼镜，激光偏振光扫描仪和光学相干断层扫描能提供可重复的测量和对视乳头、视神经纤维改变的定量评估。

注释：通过比较病例中杯盘比值的示意图或者文字描述来发现青光眼的进

展,通常不适用于其进展的早期检测,可以被成像技术和/或者视乳头照相代替。

注释:成像设备比起医生个人的眼部观察,更加能够确定进展分析变异性有多大。

5.一些纵向结构的改变有可能导致测量变异性。

注释:这些包括临床上盘沿的可见度的变异,期间内变异和分段算法的精确性,血管血容量的变异性,参考面的解剖和纵向图像配准。

6.图像质量会影响我们发现结构变化的能力。

注释:不同的仪器具有不同的自动化质量指标,关于这些指标是如何建立的信息却很少。

注释:质量差的图像会导致假阳性或假阴性的结果。

注释:对于病人管理决策,临床医师需复审收录在青光眼进展评估中的图像质量。

7.多个高质量的基线图像有利于进展分析。

注释:一些仪器在一个成像时段自动地获取几个基线图像。

2.1.1　视乳头立体照相/无赤光视神经纤维层摄影

Tae-Woo Kim

背景

视乳头立体照相和无赤光视神经纤维层摄影已经作为判断和监控青光眼结构损害的一个标准检查在使用。

通常认为早期视乳头和视神经纤维层的改变可以在刚出现青光眼性视野损害之前被识别。

在青光眼眼睛的立体照相中可以发现视神经沿切迹和变窄及视杯变大。视乳头出血也是一种青光眼损害的早期表现,并被认为与青光眼进展有关。

在视神经纤维层的照片上,青光眼性损害表现为局部缺损,弥散丢失,或者两者都有。与评估轴突密集的视乳头相比,视神经纤维层的检查可提供关于轴突少量丢失的更多信息。在检测进展的青光眼损害方面,连续的视神经纤维层的检查比视乳头评估更敏感。

图像质量及其影响因素

对于视乳头立体照相和无赤光视神经纤维层摄影来说,屈光间质的清晰度和患者的配合是获取高质量图像必不可少的条件。由于非常容易受到屈光间质清晰度的影响和缺乏眼底色素(眼底色素形成背景对比),无赤光视神经纤维层摄影更难获得高质量图像。

检测变化

变化的检测可以通过比较连续的图片来完成。比较视乳头立体照相之间的视乳头血管走向有助于检测变化。主观的估计杯 / 盘比值仅能发现视杯较大的改变，不能充分监控结构的改变。

彩色眼底照相是鉴定视乳头出血，PPA 和 PPA 改变的首选显像模式。当观察到视乳头出血时，可认为该眼进展的风险增加。区域的 PPA 出现或者扩大同样被证明与青光眼的进展相关。

无赤光视神经纤维层摄影可以观察到已经存在的缺损扩大或加重以及新出现的缺损。

优点和不足

使用摄影可以检测并记录视乳头出血。对于无赤光视神经纤维层摄影，当目前的缺损变大或者发现一个新的局部缺损（尤其是在已有局部缺损的眼睛里）时定义为有明确的进展。

然而，对于视乳头和视神经纤维层摄影来说，评估进展主要是主观上的。在视乳头立体照相上检测青光眼性进展时，不同青光眼专家之间和同一名专家不同时间的观察结果的一致性尚不尽人意。对于无赤光视神经纤维层摄影，目前缺损的加深和弥散缺失的进展往往很难发现。渐增的屈光间质的混浊比如老年患者的白内障可能阻碍无赤光视神经纤维层摄影的连续比较。

参考文献

1. Quigley HA, Katz J, Derick RJ, Gilbert D, Sommer A. An evaluation of optic disc and nerve fiber layer examinations in monitoring progression of early glaucoma damage. Ophthalmology 1992; 99: 19-28.
2. Sommer A, Katz J, Quigley HA, et al. Clinically detectable nerve fiber atrophy precedes the onset of glaucomatous field loss. Arch Ophthalmol 1991; 109: 77-83.
3. Azuara-Blanco A, Katz LJ, Spaeth GL, Vernon SA, Spencer F, Lanzl IM. Clinical agreement among glaucoma experts in the detection of glaucomatous changes of the optic disk using simultaneous stereoscopic photographs. Am J Ophthalmol 2003; 136: 949-950.
4. Coleman AL, Sommer A, Enger C, Knopf HL, Stamper RL, Minckler DS. Interobserver and intraobserver variability in the detection of glaucomatous progression of the optic disc. J Glaucoma 1996; 5: 384-389.
5. Jampel HD, Friedman D, Quigley H, et al. Agreement among glaucoma specialists in assessing progressive disc changes from photographs in open-angle glaucoma patients. Am J Ophthalmol 2009; 147: 39-44 e31.
6. Kim SH, Park KH. The relationship between recurrent optic disc hemorrhage and glaucoma progression. Ophthalmology 2006; 113: 598-602.
7. Siegner SW, Netland PA. Optic disc hemorrhages and progression of glaucoma. Ophthalmology 1996; 103: 1014-1024.

8. Airaksinen PJ, Tuulonen A, Werner EB. Clinical evaluation of the optic disc and retinal nerve fiber layer. In: Ritch R, Shields MB, Krupin T (Eds.) The Glaucomas. Vol. 1. St. Louis: Mosby 1996, pp. 617-657.

9. Budde WM, Jonas JB. Enlargement of parapapillary atrophy in follow-up of chronic open-angle glaucoma. Am J Ophthalmol 2004; 137: 646-654.

10. Teng CC, De Moraes CG, Prata TS, et al. Beta-zone parapapillary atrophy and the velocity of glaucoma progression. Ophthalmology 2010; 117: 909-915.

11. Uchida H, Ugurlu S, Caprioli J. Increasing peripapillary atrophy is associated with progressive glaucoma. Ophthalmology 1998; 105: 1541-1545.

12. Lee EJ, Kim TW, Weinreb RN, et al. ß-zone parapapillary atrophy and the rate of retinal nerve fiber layer thinning in glaucoma. Invest Ophthalmol Vis Sci 2011; 52: 4422-4427.

2.1.2　激光共聚焦扫描检眼镜

Chris Bowd

背景

　　HRT 技术的最新进展包括青光眼可能性评分(GPS)，它是在基于诸如水平和垂直弯曲度、视杯面积、视杯深度和视杯倾斜度的视神经乳头独立，这些轮廓线模型的基础上建立的 [1]。HRT 软件使用贝叶斯机器学习分类器，将模式化的视神经乳头与健康人和青光眼患者的视神经乳头对比，以损害得分可能性的形式提供归属关系的概率。证据表明 GPS 可以区分健康和青光眼的眼睛以及进行 Moorfields 回归分析(MRA)，而不需要一个主观放置的轮廓线(它导致了观察者间和观察者内定位的一致性欠佳 [2])。然而，和 MRA 类似，对大视乳头来说的假阳性率太高而对小视乳头而言的敏感性太低 [3, 4]。有研究描述了通过分位数代替线性回归校正这种影响的方法 [5]。证据还表明，GPS 可以预测可疑眼中青光眼性视野缺损的改变或基于立体照相评估的进展，与立体照相评估的风险比率类似 [6]。然而，一项最近的研究表明，GPS 无法区分来自稳定眼和来自基于 SAP GPA 或者立体照相评估最终进展了的眼睛之间的基线测量 [7](也可参照文献 [8])。GPS 随时间的改变(线性回归)与盘沿面积和视敏度的改变具有中度一致性 [9]。GPS 随时间的改变与使用标准技术检测到的青光眼性进展是否一致尚不清楚(如，SAP GPA，连续立体照相的盲法评估)。

- 和 MRA 一样，GPS 可以区别健康眼和青光眼，尽管这两者都受到视乳头大小对于诊断准确性影响的限制。
- GPS 可能预测可疑眼将来向视野缺损的转变和进展的青光眼性视神经病变。
- GPS 随时间的改变与 HRT 参数随时间的改变及视敏度的改变相关。

图像质量及其影响因素

　　通过平均像素高度标准差(MPHSD)可以客观的描述 HRT 的图像质量。在文献中没有关于推荐的可接受的 / 不可接受的 MPHSD 界限的共识。然而仪器制造商建议获取好 / 差的图像质量的可接受界限是 40μm。平均像素高度标准差增加测试 - 再测试变异性[10, 11]。另外，有证据表明 MPHSD 越大会导致越小的盘沿面积和越深的视杯面积测量值[12]。后者的研究也表明年龄增加，高度近视，视力障碍增加，失明和白内障与 MPHSD 增大相关（即，降低图像质量）（也可参照文献 13）。

- 平均像素高度标准差提供了一个 HRT 图像质量的客观度量。
- 在文献中没有关于可接受 MPHSD 的共识。仪器制造商建议 40μm 的界限。
- 增加的年龄和视力障碍可能增大 MPHSD。
- MPHSD 越大，表明图像质量越差，增加了测试 - 再测试变异性且可能导致一些视乳头结构的测量不准确。

检测变化

HRT 变化检测是通过评估标准化参数随时间的改变来完成的，这些参数由打印的临床报告或者地形图变化分析（TCA）提供[14]。TCA 将基线检查间的变异性同基线和随访检查间的变异性相比较。通过嵌套三向方差分析模型，将地形图扫描变异性、扫描时间（即基线或者随访）、地形图高度测量的位置作为模型因子，TCA 可描述在超像素水平上（4×4 像素）有意义的，可重复的改变。超像素改变的定义为超出基线检查（3 次连续的、或 4 次连续扫描之中的 3 次等，取决于有效的扫描数量）间的变异性的改变。研究显示 TCA 能检测到标准仪器可检测到的变化，尽管一致性不尽完美（如，参考文献[15~18]）。这可能与基于 TCA 的进展的明确定义还未建立有关，尽管有些研究建议了界限（如，参考文献[14, 16, 17, 19]）。也有人建议界限需根据疾病在基线水平的严重程度来定。通过 TCA 得到的 HRT 进展同样可以预测 VF 的改变[20]。其他的技术正在发展 / 调查中，尚不能作为商品提供[21~23]。

优点和不足

HRT TCA 是可供光学成像技术使用的、发展最好和经得起验证的进展检测分析。TCA 的不足在于它缺乏一个临床上适用的（即经过测试且可用的）界限来定义进展，也无法解释改善的面积（即，可能与邻近高度降低相关的视网膜高度的局部增加）。

参考文献

1. Swindale NV, Stjepanovic G, Chin A, Mikelberg FS. Automated analysis of normal and glaucomatous optic nerve head topography images. Invest Ophthalmol Vis Sci 2000; 41: 1730-1742.

2. Garway-Heath DF, Poinoosawmy D, Wollstein G, et al. Inter- and intraobserver variation in the analysis of optic disc images: comparison of the Heidelberg retina tomograph and computer assisted planimetry. Br J Ophthalmol 1999; 83: 664-669.
3. Zangwill LM, Jain S, Racette L, et al. The effect of disc size and severity of disease on the diagnostic accuracy of the Heidelberg Retina Tomograph Glaucoma Probability Score. Invest Ophthalmol Vis Sci 2007; 48: 2653-2660.
4. Coops A, Henson DB, Kwartz AJ, Artes PH. Automated analysis of heidelberg retina tomograph optic disc images by glaucoma probability score. Invest Ophthalmol Vis Sci 2006; 47: 5348-5355.
5. Artes PH, Crabb DP. Estimating normative limits of Heidelberg Retina Tomograph optic disc rim area with quantile regression. Invest Ophthalmol Vis Sci 2010; 51: 355-361.
6. Alencar LM, Bowd C, Weinreb RN, Zangwill LM, Sample PA, Medeiros FA. Comparison of HRT-3 glaucoma probability score and subjective stereophotograph assessment for prediction of progression in glaucoma. Invest Ophthalmol Vis Sci 2008; 49: 1898-1906.
7. Bowd C, Lee I, Medeiros FA, et al. Predicting Glaucomatous Progression from Baseline HRT and SAP Measurements Using Relevance Vector Machine (RVM) Classifiers [ARVO abstract]. Invest Ophthalmol Vis Sci 2011; 52; E-Abstract 4136.
8. Strouthidis NG, Gardiner SK, Owen VM, Zuniga C, Garway-Heath DF. Predicting progression to glaucoma in ocular hypertensive patients. J Glaucoma 2010; 19: 304-309.
9. Strouthidis NG, Demirel S, Asaoka R, Cossio-Zuniga C, Garway-Heath DF. The Heidelberg retina tomograph Glaucoma Probability Score: reproducibility and measurement of progression. Ophthalmology 2010; 117: 724-729.
10. Strouthidis NG, White ET, Owen VM, Ho TA, Garway-Heath DF. Improving the repeatability of Heidelberg retina tomograph and Heidelberg retina tomograph II rim area measurements. Br J Ophthalmol 2005; 89: 1433-1437.
11. Strouthidis NG, White ET, Owen VM, Ho TA, Hammond CJ, Garway-Heath DF. Factors affecting the test-retest variability of Heidelberg retina tomograph and Heidelberg retina tomograph II measurements. Br J Ophthalmol 2005; 89: 1427-1432.
12. Zheng Y, Cheung CY, Wong TY, Wong W, Loon SC, Aung T. Determinants of image quality of Heidelberg Retina Tomography II and its association with optic disc parameters in a population-based setting. Am J Ophthalmol 2011; 151: 663-670.
13. Zangwill L, Irak I, Berry CC, Garden V, de Souza Lima M, Weinreb RN. Effect of cataract and pupil size on image quality with confocal scanning laser ophthalmoscopy. Arch Ophthalmol 1997; 115: 983-990.
14. Chauhan BC, Blanchard JW, Hamilton DC, LeBlanc RP. Technique for detecting serial topographic changes in the optic disc and peripapillary retina using scanning laser tomography. Invest Ophthalmol Vis Sci 2000; 41: 775-782.
15. Chauhan BC, Hutchison DM, Artes PH, et al. Optic disc progression in glaucoma: comparison of confocal scanning laser tomography to optic disc photographs in a prospective study. Invest Ophthalmol Vis Sci 2009; 50: 1682-1691.
16. Chauhan BC, McCormick TA, Nicolela MT, LeBlanc RP. Optic disc and visual field changes in a prospective longitudinal study of patients with glaucoma: comparison of scanning laser tomography with conventional perimetry and optic disc photography. Arch Ophthalmol 2001; 119: 1492-1499.
17. Bowd C, Balasubramanian M, Weinreb RN, et al. Performance of confocal scanning laser tomograph Topographic Change Analysis (TCA) for assessing glaucomatous progression. Invest Ophthalmol Vis Sci 2009; 50: 691-701.
18. O'Leary N, Crabb DP, Mansberger SL, et al. Glaucomatous progression in series of stereoscopic photographs and Heidelberg retina tomograph images. Arch Ophthalmol 2010; 128: 560-568.
19. Artes PH, Chauhan BC. Criteria for Optic Disc Progression With the Topographical Change

Analysis of the Heidelberg Retina Tomograph [ARVO abstract). Invest Ophthalmol Vis Sci 2006; 47; E-Abstract 4349.

20. Chauhan BC, Nicolela MT, Artes PH. Incidence and Rate of Glaucomatous Visual Field Progression After Optic Disc Change Measured With Scanning Laser Tomography [ARVO abstract]. Invest Ophthalmol Vis Sci 2009; 50; E-Abstract 2574.

21. Patterson AJ, Garway-Heath DF, Strouthidis NG, Crabb DP. A new statistical approach for quantifying change in series of retinal and optic nerve head topography images. Invest Ophthalmol Vis Sci 2005; 46: 1659-1667.

22. Balasubramanian M, Bowd C, Weinreb RN, et al. Clinical evaluation of the proper orthogonal decomposition framework for detecting glaucomatous changes in human subjects. Invest Ophthalmol Vis Sci 2010; 51: 264-271.

23. Balasubramanian M, Zabic S, Bowd C, et al. A framework for detecting glaucomatous progression in the optic nerve head of an eye using proper orthogonal decomposition. IEEE Trans Inf Technol Biomed 2009; 13: 781-793.

2.1.3　激光偏振光扫描仪

Chris Bowd

背景

自从上次的光学图像相关共识会议后，具有可变的角膜补偿功能的 GDx（GDx VCC）在临床上得到了广泛应用；在最近 5 年左右的时间里，具有增强角膜补偿功能的 GDx（GDx ECC）又引入了临床。GDx VCC 提供了相对大量的人工处理图像，称为非典型扫描。非典型扫描是非典型双折射（即，阻滞）模式（ABP）扫描，它并不代表组织学上的 RNFL 厚度模式（即，上、下方增强的双折射表明 RNFL 较厚，鼻侧、颞侧减弱的双折射表明 RNFL 较薄）。除了上、下方增强的双折射外，还有 ABP 显示的、在鼻侧和颞侧象限呈放射状增强的双折射、以视乳头为中心并围绕整个视乳头进行的扫描（如，参考文献[1, 2]）。角膜偏振补偿仪可以通过 GDx ECC 软件进行自动校正（偏向的），使来自角膜和补偿阻滞器的联合阻滞幅度大约为 55nm 并伴有一个垂直的缓慢极化轴。低敏感性使阻滞测量易受光学和电子噪声的影响，这个调整的偏差可以增强信号以克服低敏感性。获取图像后，减去偏差可以得到 RNFL 的阻滞值[3, 4]。有研究显示，使用 ECC[5] 可使断层扫描测量的变异性更低；使用 ECC[6] 或考虑到 ABP[7, 8] 的存在时能更好的鉴别正常眼和青光眼；ECC 增强了 OCT 测量的 RNFL 厚度[9] 和视敏度（使用标准自动视野计测量）之间联系的紧密性[10]。与 VCC 相比，使用 ECC 时的典型扫描分数（TSS，代表非典型扫描的证据）随着时间的推移更稳定（尽管这可能与使用 ECC 的 TSS 范围受限有关），这表明在检测真正的青光眼进展方面 GDx ECC 优于 GDx VCC，因为多变的 TSS 会导致多变的 RNFL 厚度测量值[11]。

- 在过去的几年里，GDx VCC 已经成为 SLP 的标准。

- GDx VCC 导致大多数的眼睛使用非典型双折射（阻滞）模式（ABP）。

- 为减少 ABP，人们开发了 GDx ECC。

- 从横断面上讲，GDx ECC 优于 GDx VCC（能更好的鉴别正常眼和青光眼，与来自其他 RNFL 测量技术和 SAP 的结果之间的联系更紧密）。

图像质量及其影响因素

主要的图像质量问题是 ABP 的存在，而这个问题通过 GDx ECC 似乎已基本得到了解决。然而，有证据显示除去白内障或后囊膜混浊（或 LASIK 手术[12]）可以改变 GDx 测量的 RNFL 厚度[13]（也可改变 TSS 得分[14, 15]），这表明在这些情况下研究进展时需要一个新的术后基线。此外，扫描区域内的视乳头旁萎缩灶会导致 RNFL 厚度的测量误差[16, 17]和测量重复性的改变[18]。

- 白内障或者后囊混浊会导致 GDx 测量 RNFL 厚度的准确性下降。为分析青光眼的进展，除去后可能需要建立一个术后基线。

- LASIK 手术会影响 GDx 测量的 RNFL 厚度的结果，必须重复进行角膜补偿测量。

- 扫描区域内的视乳头旁萎缩灶会导致 GDx 测量的 RNFL 厚度不准确。应使用更大的扫描环以避免 PPA 的成像区域。

探测变化

指导性进展分析程序（GPA）可用于 GDx 的进展探测。依据所获得图像的数量多少，GPA 可有两种不同的运行模式：快速模式和扩展模式。快速模式需要获取基线水平以及每次随访时的单幅图像，扩展模式则需要获取每次就诊时的三幅图像。在快速模式中，进展定义为在基线上出现了超出来源于一个样本总体并包括在 GDx 的标准数据库中的变异范围的改变。在扩展模式中，进展定义为超出由三幅基线图像计算得来的组内变异性的变异（类似于 HRT 地形图改变分析）。有一项研究报道，使用快速模式的 GPA 对用标准技术（SAP GPA 或者盲法连续立体照相评估）确定的进展进行检测的敏感性为 0.5（34 眼中的 17 眼，+LR = 12.5）。在 434 只稳定的（通过 SAP GPA 或者照相评估）可疑眼中的特异性为 0.96，22 只健康眼的特异性达 1.0[19]。另一项研究则使用快速 GPA 模式，分别通过 GDx VCC 和 GDx ECC 来检测，均显示有显著改变，分别为 6 眼（8.8%）和 8 眼（11.8%）。方法间的一致性一般（在 0.41 与 0.57 之间）[20]。最后，有证据表明，在 SAP GPA 或者立体照相评估确认的进展眼和稳定眼中，尽管经过平均约 4 年的随访后，均可以观察到 RNFL 变薄，但进展眼中 GDxVCC 测量的 RNFL 丢失速率大于稳定眼[21]。

- GDx GPA 可以检测定义为基于人群的或受试者间的变异性的进展。

- 使用 GDx GPA 的敏感性和特异性是可以接受的。
- 由 SAP GPA 或者盲法眼底立体照相评估确定的进展眼中，GDx GPA 检测得到的 RNFL 丢失率较表面稳定眼更高一些。

优势和不足

GDx（VCC 和 ECC）可以在显示有已确认进展的眼睛中检测出进展，这是其优势之一。此外，测量的低变异性似乎使年龄相关性改变（或者说，由目前的方法确定为表面上稳定的可疑眼的疾病相关改变）的检测得以实现。还有，快速模式和增强模式 GPA 的有效性，使得无论每次受访时获取的图像数量有多少，档案数据变化检测的应用都能实现。然而这个设备也有其局限性。首先，VCC 和 ECC 是无法兼容的（见上面第一节），所以当转换仪器时，需要为 GPA 分析建立一个新的基线。其次，尤其在使用 GDx VCC 时，ABPs 对于进行性的 RNFL 丢失的检测有很大的影响。长期使用非典型双折射模式检查的眼睛、这类模式随着时间的波动、或者两者一起，都可能导致一些测量值的改变；这些改变虚假地表现为青光眼的进展甚至掩盖真正的改变[22]。不过，通过 ECC，这些问题也许可以得到补救。最后，使用 GDx 的进展检测技术似乎并没有达到最佳，因为定义进展的界限可能不是最理想的（有一点武断）。

- 使用 GDx GPA 或者追踪随时间的改变，使得我们可以在通过标准技术检测到已有进展的眼睛中，探测到青光眼的进展。
- 在经标准技术检测表现为表面上稳定的眼睛中，可以观察到 RNFL 厚度随时间的变化，这可能暗示早期改变的觉察。
- GDx VCC 图像中典型扫描模式的存在和波动会混淆进展的检测。

参考文献

1. Bagga H, Greenfield DS, Feuer WJ. Quantitative assessment of atypical birefringence images using scanning laser polarimetry with variable corneal compensation. Am J Ophthalmol 2005; 139: 437-446.
2. Sehi M, Guaqueta DC, Feuer WJ, Greenfield DS. Scanning laser polarimetry with variable and enhanced corneal compensation in normal and glaucomatous eyes. Am J Ophthalmol 2007; 143: 272-279.
3. Reus NJ, Zhou Q, Lemij HG. Enhanced imaging algorithm for scanning laser polarimetry with variable corneal compensation. Invest Ophthalmol Vis Sci 2006; 47: 3870-3877.
4. Zhou Q, Knighton. Nerve Fibre Analyzer GDx: New Techniques. In: Iester M, Garway-Heath D, Lemij H (Eds.), Optic Nerve Head and Retinal Nerve Fibre Analysis. Savona, Italy: Dogma 2005, pp.117-119.
5. Toth M, Hollo G. Enhanced corneal compensation for scanning laser polarimetry on eyes with atypical polarisation pattern. Br J Ophthalmol 2005; 89: 1139-1142.
6. Medeiros FA, Bowd C, Zangwill LM, Patel C, Weinreb RN. Detection of glaucoma using scanning laser polarimetry with enhanced corneal compensation. Invest Ophthalmol Vis Sci 2007; 48: 3146-3153.

7. Bowd C, Medeiros FA, Weinreb RN, Zangwill LM. The effect of atypical birefringence patterns on glaucoma detection using scanning laser polarimetry with variable corneal compensation. Invest Ophthalmol Vis Sci 2007; 48: 223-227.

8. Da Pozzo S, Marchesan R, Canziani T, Vattovani O, Ravalico G. Atypical pattern of retardation on GDx-VCC and its effect on retinal nerve fibre layer evaluation in glaucomatous eyes. Eye 2006; 20: 769-775.

9. Sehi M, Ume S, Greenfield DS. Scanning laser polarimetry with enhanced corneal compensation and optical coherence tomography in normal and glaucomatous eyes. Invest Ophthalmol Vis Sci 2007; 48: 2099-2104.

10. Bowd C, Tavares IM, Medeiros FA, Zangwill LM, Sample PA, Weinreb RN. Retinal nerve fiber layer thickness and visual sensitivity using scanning laser polarimetry with variable and enhanced corneal compensation. Ophthalmology 2007; 114: 1259-1265.

11. Grewal DS, Sehi M, Cook RJ, Greenfield DS. The Impact of Retardance Pattern Variability on Nerve Fiber Layer Measurements over Time using GDx with Variable and Enhanced Corneal Compensation. Invest Ophthalmol Vis Sci 2011; 52: 4516-4524.

12. Zangwill LM, Abunto T, Bowd C, Angeles R, Schanzlin DJ, Weinreb RN. Scanning laser polarimetry retinal nerve fiber layer thickness measurements after LASIK. Ophthalmology 2005; 112: 200-207.

13. Dada T, Behera G, Agarwal A, Kumar S, Sihota R, Panda A. Effect of cataract surgery on retinal nerve fiber layer thickness parameters using scanning laser polarimetry (GDxVCC). Indian J Ophthalmol 2010; 58: 389-394.

14. Garcia Medina JJ, Garcia Medina M, Shahin M, Pinazo Duran MD. Posterior capsular opacification affects scanning laser polarimetry examination. Graefes Arch Clin Exp Ophthalmol 2006; 244: 520-523.

15. Garcia-Medina JJ, Garcia-Medina M, Dorta SG, Pinazo-Duran MD, Gallego-Pinazo R, Zanon-Moreno VC. Effect of posterior capsular opacification removal on scanning laser polarimetry measurements. Graefes Arch Clin Exp Ophthalmol 2006; 244: 1398-1405.

16. Bozkurt B, Irkec M, Gedik S, et al. Effect of peripapillary chorioretinal atrophy on GDx parametersin patients with degenerative myopia. Clin Experiment Ophthalmol 2002; 30: 411-414.

17. Dada T, Gadia R, Aggarwal A, Dave V, Gupta V, Sihota R. Retinal nerve fiber layer thickness measurement by scanning laser polarimetry (GDxVCC) at conventional and modified diameter scans in normals, glaucoma suspects, and early glaucoma patients. J Glaucoma 2009; 18 :448-452.

18. Kunimatsu S, Tomidokoro A, Saito H, Aihara M, Tomita G, Araie M. Performance of GDx VCC in eyes with peripapillary atrophy: comparison of three circle sizes. Eye (Lond) 2008; 22: 173-178.

19. Alencar LM, Zangwill LM, Weinreb RN, et al. Agreement for detecting glaucoma progression with the GDx guided progression analysis, automated perimetry, and optic disc photography. Ophthalmology 2010; 117: 462-470.

20. Grewal DS, Sehi M, Greenfield DS. Detecting glaucomatous progression using GDx with variable and enhanced corneal compensation using Guided Progression Analysis. Br J Ophthalmol. 2011; 95: 502-508.

21. Medeiros FA, Alencar LM, Zangwill LM, et al. Detection of progressive retinal nerve fiber layer loss in glaucoma using scanning laser polarimetry with variable corneal compensation. Invest Ophthalmol Vis Sci 2009; 50: 1675-1681.

22. Medeiros FA, Alencar LM, Zangwill LM, Sample PA, Susanna R, Jr., Weinreb RN. Impact of atypical retardation patterns on detection of glaucoma progression using the GDx with variable corneal compensation. Am J Ophthalmol 2009; 148: 155-163 e151.

2.1.4 光学相干断层成像(时域/频域)

Harsha Rao

背景

虽然近几年频域 OCT(SDOCT)得到了普及,但是时域 OCT(TDOCT, Stratus OCT)对于疾病进展的检测仍然有用。TDOCT 的主要缺点是数据的采集和资料添加的时间长。现在 SDOCT 技术很大程度上纠正了以上某些局限性。与 TDOCT 相比,SDOCT 的优点在于缩短了图像采集时间从而减少了眼球运动的伪影;采集到更多数据点以形成三维立体图像;分段式扫描记录;较高的分辨率使得视网膜分层更加精确[1~3]。OCT 技术正快速发展,不久又会有大量改进的软件和硬件出现。

TDOCT 和 SDOCT 都可以对正常眼或青光眼进行重复测量[4~20]。上述的一些实验评价了 SDOCT 测量的组内变异性并得出很好的结果[14, 18, 20]。对于 RNFL 的测量,平均 RNFL 测量的重复性最好,而鼻侧 RNFL 测量的重复性最差[5, 8~10, 12]。

有报道指出 SDOCT 仪器的重复性评估优于 TDOCT[21]。

正常眼的重复性优于青光眼[5, 12]。研究尚未发现青光眼的严重程度与 OCT 测量 RNFL 之间的联系[14~15, 20~23],而研究发现 ONH 参数的变异性受到了青光眼损害严重程度的影响[23]。

图像质量及其影响因素

图像质量的一些重要属性有:信号强度,中心定位误差和分节误差。TDOCT[24~26] 和 SDOCT[27] 的测量均会受到低信号强度的影响。据报道低信号强度扫描与高信号强度扫描相比会产生更强的伪影[28]。报道指出 SDOCT 扫描质量优于 TDOCT[29]。

检测变化

在一项比较 OCT 和视野计检查青光眼的进展率的研究中,经过平均 4.7 年的随访,Woiistein 等发现 OCT 检测出 22% 的眼出现进展(定义为可重复的平均 RNFL 厚度变薄 >20μm)而视野检查显示仅有 9% 的眼发生进展(定义为可重复的视野平均偏差(mean deviation, MD)至少下降 2dB)[30]。

现在 Stratus OCT 有一个进展检测算法叫做指导性进展分析(GPA),它可以对纵向扫描得到的图像进行评估和比较,在考虑了预期的重测变异性后报告一个总的分析结果,并提供相应的变化率和一个 *P* 值。Medeiros[31] 等在对 GPA 的研究中发现 Stratus OCT 的 RNFL 参数在青光眼进展眼和稳定眼之间是有区别的（发展和稳定是由视野检查或视乳头照相来判定的），研究还发现在检测随时间的变化方面 RNFL 参数优于 ONH 和黄斑厚度参数。Leung 等也证明了 GPA 在检测青光眼进展中的有效性，他还发现 RNFL 厚度随时间减少与视野检查的视野指数降低的一致性欠佳 [32]。Leung 还表示快速 RNFL 扫描更适用于随访的青光眼患者进行进展检测 [33]。

优势和不足

OCT 技术检查的优势是它不需要参考平面和放大校正就可以测量结构参数，它还可以拍摄 RNFL、ONH 和黄斑三个扫描部位的图像。其不足之处在于测量结果会受到信号强度的影响，且早期的 OCT 技术与现在的 SDOCT 技术不兼容。

参考文献

1. Wojtkowski M, Srinivasan V, Ko T, et al. Ultrahigh-resolution, high-speed, Fourier domain optical coherence tomography and methods for dispersion compensation. Opt Express 2004; 12: 2404-2422.
2. Wojtkowski M, Srinivasan V, Fujimoto JG, et al. Three-dimensional retinal imaging with high-speed ultrahigh-resolution optical coherence tomography. Ophthalmology 2005; 112: 1734-1746.
3. Nassif N, Cense B, Park B, et al. In vivo high-resolution video-rate spectral-domain optical coherence tomography of the human retina and optic nerve. Opt Express 2004; 12: 367-376.
4. Schuman JS, Pedut-Kloizman T, Hertzmark E, et al. Reproducibility of nerve fiber layer thickness measurements using optical coherence tomography. Ophthalmology 1996; 103: 1889-1898.
5. Blumenthal EZ, Williams JM, Weinreb RN, et al. Reproducibility of nerve fiber layer thickness measurements by use of optical coherence tomography. Ophthalmology 2000; 107: 2278-2282.
6. Carpineto P, Ciancaglini M, Zuppardi E, et al. Reliability of nerve fiber layer thickness measurements using optical coherence tomography in normal and glaucomatous eyes. Ophthalmology 2003; 110: 190-195.
7. Gurses-Ozden R, Teng C, Vessani R, et al. Macular and retinal nerve fiber layer thickness measurement reproducibility using optical coherence tomography (OCT-3). J Glaucoma 2004; 13: 238-244.
8. Budenz DL, Chang RT, Huang X, et al. Reproducibility of retinal nerve fiber thickness measurements using the stratus OCT in normal and glaucomatous eyes. Invest Ophthalmol Vis Sci 2005; 46: 2440-2443.
9. Pueyo V, Polo V, Larrosa JM, et al. [Reproducibility of optic nerve head and retinal nerve fiber layer thickness measurements using optical coherence tomography]. Arch Soc Esp Oftalmol 2006; 81: 205-211.
10. Budenz DL, Fredette MJ, Feuer WJ, Anderson DR. Reproducibility of peripapillary retinal nerve fiber thickness measurements with stratus OCT in glaucomatous eyes. Ophthalmology 2008; 115: 661-666, e4.
11. Gonzalez-Garcia AO, Vizzeri G, Bowd C, et al. Reproducibility of RTVue retinal nerve fiber layer thickness and optic disc measurements and agreement with Stratus optical coherence tomography measurements. Am J Ophthalmol 2009; 147: 1067-1074, 74 e1.

12. Li JP, Wang XZ, Fu J, et al. Reproducibility of RTVue retinal nerve fiber layer thickness and optic nerve head measurements in normal and glaucoma eyes. Chin Med J (Engl) 2010; 123: 1898-1903.

13. Vizzeri G, Weinreb RN, Gonzalez-Garcia AO, et al. Agreement between spectral-domain and time-domain OCT for measuring RNFL thickness. Br J Ophthalmol 2009; 93: 775-781.

14. Garas A, Vargha P, Hollo G. Reproducibility of retinal nerve fiber layer and macular thickness measurement with the RTVue-100 optical coherence tomograph. Ophthalmology 2010; 117: 738-746.

15. Lee SH, Kim SH, Kim TW, et al. Reproducibility of retinal nerve fiber thickness measurements using the test-retest function of spectral OCT/SLO in normal and glaucomatous eyes. J Glaucoma 2010; 19: 637-642.

16. Wu H, de Boer JF, Chen TC. Reproducibility of Retinal Nerve Fiber Layer Thickness Measurements Using Spectral Domain Optical Coherence Tomography. J Glaucoma 2010 (Epub ahead of print).

17. Cremasco F, Massa G, Goncalves Vidotti V, et al. Intrasession, intersession, and interexaminer variabilities of retinal nerve fiber layer measurements with spectral-domain OCT. Eur J Ophthalmol 2010; 21: 264-270.

18. Mansoori T, Viswanath K, Balakrishna N. Reproducibility of peripapillary retinal nerve fibre layer thickness measurements with spectral domain optical coherence tomography in normal and glaucomatous eyes. Br J Ophthalmol 2011; 95: 685-688.

19. Langenegger SJ, Funk J, Toeteberg-Harms M. Reproducibility of Retinal Nerve Fiber Layer Thickness Measurements using the Eye Tracker and Retest Function of Spectralis SDOCT in Glaucomatous and Healthy Control Eyes. Invest Ophthalmol Vis Sci 2011; 52: 3338-3344.

20. Mwanza JC, Chang RT, Budenz DL, et al. Reproducibility of peripapillary retinal nerve fiber layer thickness and optic nerve head parameters measured with cirrus HD-OCT in glaucomatous eyes. Invest Ophthalmol Vis Sci 2010; 51: 5724-5730.

21. Leung CK, Cheung CY, Weinreb RN, et al. Retinal nerve fiber layer imaging with spectral-domain optical coherence tomography: a variability and diagnostic performance study. Ophthalmology 2009; 116: 1257-1263, 63 e1-2.

22. Leung CK, Cheung CY, Lin D, et al. Longitudinal variability of optic disc and retinal nerve fiber layer measurements. Invest Ophthalmol Vis Sci 2008; 49: 4886-4892.

23. DeLeon Ortega JE, Sakata LM, Kakati B, et al. Effect of glaucomatous damage on repeatability of confocal scanning laser ophthalmoscope, scanning laser polarimetry, and optical coherence tomography. Invest Ophthalmol Vis Sci 2007; 48: 1156-1163.

24. Samarawickrama C, Pai A, Huynh SC, et al. Influence of OCT signal strength on macular, optic nerve head, and retinal nerve fiber layer parameters. Invest Ophthalmol Vis Sci 2010; 51: 4471-4475.

25. Cheung CY, Leung CK, Lin D, et al. Relationship between retinal nerve fiber layer measurement and signal strength in optical coherence tomography. Ophthalmology 2008; 115: 1347-1351, 51 e1-2.

26. Wu Z, Huang J, Dustin L, Sadda SR. Signal strength is an important determinant of accuracy of nerve fiber layer thickness measurement by optical coherence tomography. J Glaucoma 2009; 18: 213-216.

27. Rao HL, Kumar AU, Babu JG, et al. Predictors of normal optic nerve head, retinal nerve fiber layer, and macular parameters measured by spectral domain optical coherence tomography. Invest Ophthalmol Vis Sci 2011; 52: 1103-1110.

28. Asrani S, Edghill B, Gupta Y, Meerhoff G. Optical coherence tomography errors in glaucoma. J Glaucoma 2010; 19: 237-242.

29. Moreno-Montanes J, Olmo N, Alvarez A, et al. Cirrus high-definition optical coherence tomography compared with Stratus optical coherence tomography in glaucoma diagnosis. Invest Ophthalmol Vis Sci 2010; 51: 335-343.

30. Wollstein G, Schuman JS, Price LL, et al. Optical coherence tomography longitudinal

evaluation of retinal nerve fiber layer thickness in glaucoma. Arch Ophthalmol 2005; 123: 464-470.

31. Medeiros FA, Zangwill LM, Alencar LM, et al. Detection of glaucoma progression with stratus OCT retinal nerve fiber layer, optic nerve head, and macular thickness measurements. Invest Ophthalmol Vis Sci 2009; 50: 5741-5748.

32. Leung CK, Cheung CY, Weinreb RN, et al. Evaluation of retinal nerve fiber layer progression in glaucoma: a study on optical coherence tomography guided progression analysis. Invest Ophthalmol Vis Sci 2010; 51: 217-222.

33. Leung CK, Cheung CY, Weinreb RN, et al. Evaluation of Retinal Nerve Fiber Layer Progression in Glaucoma A Comparison between the Fast and the Regular Retinal Nerve Fiber Layer Scans. Ophthalmology 2011; 118: 763-767.

2.1.5 检测进展的影像技术的局限性

Claude Burgoyne

一些可能与测量变异性有关的纵向变化检测的结构组件尚未得到正式评估。这包括临床上盘沿可见度的变化和临床医师分别通过临床检查、临床视乳头照相和 SDOCT-B 扫描观察到的盘沿的不一致性[1~5]。人们已经开始研究短期变化、分层算法的精确性[6~14]和参考面解剖[15~17]，但尚未评估它们对青光眼进展检测的作用。目前纵向图像配准策略因制造商的不同而有所不同，这些策略对于纵向变化检测的敏感性和特异性的影响尚未得到评估。

参考文献

1. Manassakorn A, Ishikawa H, Kim JS, et al. Comparison of optic disc margin identified by color disc photography and high-speed ultrahigh-resolution optical coherence tomography. Arch Ophthalmol 2008; 126: 58-64.

2. Barkana Y, Harizman N, Gerber Y, Liebmann JM, Ritch R. Measurements of optic disk size with HRT II, Stratus OCT, and funduscopy are not interchangeable. Am J Ophthalmol 2006; 142: 375-380.

3. Strouthidis NG, Yang H, Reynaud J, Grimm J, Gardiner S, Fortune B, Burgoyne CF. Comparison of Clinical and Spectral Domain Optical Coherence Tomography Optic Disc Margin Anatomy. Invest Ophthalmol Vis Sci 2009; 50: 4709-4718. PMCID: PMC2751811.

4. Strouthidis NG, Grimm J, Williams G, et al. A Comparison of Optic Nerve Head Morphology Viewed by Spectral Domain Optical Coherence Tomography and By Serial Histology. Invest Ophthalmol Vis Sci 2010; 51: 1464-1474.

5. Savini G, Zanini M, Carelli V, et al. Correlation between retinal nerve fibre layer thickness and optic nerve head size: an optical coherence tomography study. Br J Ophthalmol 2005; 89: 489-492.

6. Agoumi Y, Sharpe GP, Hutchison DM, et al: Laminar and Prelaminar Tissue Displacement During Intraocular Pressure Elevation in Glaucoma Patients and Healthy Controls. In: Ophthalmology. vol. In press, 2010/07/27 edn; 2010.

7. Fortune B, Wang L, Cull G, Cioffi GA. Intravitreal colchicine causes decreased RNFL birefringence without altering RNFL thickness. Invest Ophthalmol Vis Sci 2008; 49: 255-261.

8. Nakano N, Hangai M, Nakanishi H, et al. Macular Ganglion Cell Layer Imaging in Preperimetric Glaucoma with Speckle-Noise-Reduced Spectral-Domain Optical Coherence Tomography. Ophthalmology 2011; Accepted for Publication.

9. Hong S, Kim CY, Seong GJ. Adjusted Peripapillary Retinal Nerve Fiber Layer Thickness Measurements Based on the Optic Nerve Head Scan Angle. Invest Ophthalmol Vis Sci 2010.
10. Tan O, Li G, Lu AT, et al. Mapping of macular substructures with optical coherence tomography for glaucoma diagnosis. Ophthalmology 2008; 115: 949-956.
11. Tan O, Chopra V, Lu AT, et al. Detection of macular ganglion cell loss in glaucoma by Fourier-domain optical coherence tomography. Ophthalmology 2009; 116: 2305-2314, e2301-2302.
12. Fortune B, Cull GA, Burgoyne CF. Retinal Nerve Fiber Layer Birefringence Declines Prior to Thickness After Onset of Experimental Glaucoma or Optic Nerve Transection in Non-Human Primates. Invest Ophthalmol Vis Sci 2008; 49.
13. Schuman JS, Pedut-Kloizman T, Pakter H, et al. Optical Coherence Tomography and Histologic Measurements of Nerve Fiber Layer Thickness in Normal and Glaucomatous Monkey Eyes. Invest Ophthalmol Vis Sci 2007; 48: 3645-3654.
14. Hu Z, Abramoff MD, Kwon YH, Lee K, Garvin M. Automated Segmentation of Neural Canal Opening and Optic Cup in 3-D Spectral Optical Coherence Tomography Volumes of the Optic Nerve Head. Invest Ophthalmol Vis Sci 2010.
15. Asaoka R, Strouthidis NG, Kappou V, Gardiner SK, Garway-Heath DF. HRT-3 Moorfields reference plane: effect on rim area repeatability and identification of progression. Br J Ophthalmol 2009; 93: 1510-1513.
16. Strouthidis NG, Fortune B, Yang H, Sigal IA, Burgoyne CF. Longitudinal Change Detected by Spectral Domain Optical Coherence Tomography in the Optic Nerve Head and Peripapillary Retina in Experimental Glaucoma. Invest Ophthalmol Vis Sci 2011; 52: 1206-1219.
17. Strouthidis NG, Yang H, Williams G, et al. 3D Histomorphometric and Ocular Coherence Tomographic (OCT) Planarity of Bruch's Membrane Opening (BMO) in Non-Human Primate (NHP) Eyes. Invest Ophthalmol Vis Sci 2008; 49.

2.1.6 图像质量对结构测量的影响

Linda Zangwill

背景

现在所有的成像仪器都能提供自动图像质量评分和（或）指数。操作者和技术人员在图像采集过程中可以通过监测质量评分，判断图像是否满足生产厂家的质量标准。标准的变化检测分析图上也包含有质量评分，临床医生可借此判断图像质量是否可以满足制定临床处置决策的需要。

不同仪器构建质量评分的计算方法各不相同，由于大多数拥有专利权，极少透露关于如何构建的具体信息。一般来说，质量评分包括信号强度和噪声。然而，每种仪器计算图像信号和噪声的总体参数的方法不同，例如，有种 SDOCT 仪器使用了在一次 OCT 扫描中的最大信号强度和相应的最大背景噪声。其他 SDOCT 仪器使用了各不相同的信号和噪声测量来计算质量评分。

值得关注的是，并非所有的图像质量问题都可以被客观地识别或体现在总的质量评分中，例如，飞蚊症和光学相干断层扫描图像中软件分段失败通常无法被自动质量评分所识别。因此，需要强调的是，临床医生不能仅仅依赖自动化质量评分来评估图像质量。相反,临床医生应该结合图像质量分数主观地查阅图片来判断图像质量是否良好,是否能满足青光眼处置决策检测的需要。

影响所获图像质量低下的比例的影响因素有:操作者、病人特征(镜头不透明,眼球运动等)和仪器等。因为仅有少数出版物报道了因图片质量差而从研究中排除的图片的比例[1~4],所以很难评估在科研和临床中获得低质量图像的频率。

1. 目前大多数成像仪器可以提供自动的质量评估得分,这为扫描图像是否具有良好的质量以用于临床管理决策提供了重要信息。

2. 图像质量会影响 RNFL 和视神经乳头的测量。

注释:已有一致性的证据表明图像质量会影响 RNFL 和视乳头的测量。具体来说,HRT 立体测量的参数受到平均像素高度标准偏差——一种质量估量的显著影响[5],SDOCT 测量 RNFL 和视乳头受到图像信号强度的影响[6~9]。关于信号强度影响 SDOCT 对 RNFL 厚度测量的证据不太一致:一些研究表明如果扫描图像的"质量好"则信号强度对 RNFL 厚度测量的影响有限[10],然而有证据表明即使在"好质量"的范围内,信号强度仍可以影响 SDOCT 对 RNFL 厚度的测量[11]。此外,最近一项 SDOCT 研究(使用 RTVue FD-OCT)报道,视乳头参数显著受到扫描质量(RTVue 信号强度)的影响,较低的信号强度扫描可能会被错误地判定为青光眼[3]。此外,在每个成像装置的制造商建议为可取范围内的扫描质量不会影响 GDx 或 HRT 对青光眼的辨别能力,但会影响 Stratus OCT[12]。这可能至少部分是因为证据一致表明,Stratus OCT 扫描的信号强度越高,RNFL 和黄斑厚度的测量越好[13~17]。

分割算法失败的扫描所占的比例估计较少,但问题并不小[18~20]。具体地说,来自 Stratus OCT 的证据表明,自动分段算法可能会失败,特别对有病理改变的眼睛[18~20]。此外,有证据表明 Stratus OCT 和 Cirrus OCT 都存在描述视网膜厚度的算法错误,Stratus OCT(在 69.2% 的扫描中发现)比 Cirrus OCT(在 25% 的扫描中发现)更常见[19]。可能随着软件算法的改进,这种错误的发生率将会降低。

3. 质量差的图像可以导致结构改变的过度检测(假阳性)或低估(假阴性)。

注释:分段算法随时间改变的不一致性会导致结构进展的评估错误。此外,伪迹(飞蚊症,非典型扫描模式等)的存在和位置随时间的改变会导致错误的变化检测或假阴性结果。例如,GDx 非典型扫描模式随时间的改变会导致错误的评估 - 对于变化的过度检测和低估[21]。因此,有人建议在变化分析中只选取典型扫描评分为 80 或更高的扫描结果[21, 22]。当飞蚊症出现在视乳头附近以及沿着 RNFL 测量圈时会降低视乳头和 RNFL 测量的准确性。

扫描的位置也会影响测量的准确性和检测随时间发生的变化的能力。有文献报道，扫描位置会影响 Stratus OCT 局部的 RNFL 厚度测量，而总体 RNFL 厚度测量结果保持相对正常[16]。

4. 在考虑病人处置决策时，临床医生既要回顾自动化质量评分，更要自己认真地评估青光眼进展评定中的图像质量。

参考文献

1. Budenz DL, Chang RT, Huang X, Knighton RW, Tielsch JM. Reproducibility of retinal nerve fiber thickness measurements using the stratus OCT in normal and glaucomatous eyes. Invest Ophthalmol Vis Sci 2005; 46: 2440-2443.
2. Deleon-Ortega JE, Arthur SN, McGwin G, Jr., Xie A, Monheit BE, Girkin CA. Discrimination between glaucomatous and nonglaucomatous eyes using quantitative imaging devices and subjective optic nerve head assessment. Invest Ophthalmol Vis Sci 2006; 47: 3374-3380.
3. Rao HL, Kumar AU, Babu JG, Kumar A, Senthil S, Garudadri CS. Predictors of normal optic nerve head, retinal nerve fiber layer, and macular parameters measured by spectral domain optical coherence tomography. Invest Ophthalmol Vis Sci 2011; 52: 1103-1110.
4. Medeiros FA, Zangwill LM, Bowd C, Weinreb RN. Comparison of the GDx VCC scanning laser polarimeter, HRT II confocal scanning laser ophthalmoscope, and stratus OCT optical coherence tomograph for the detection of glaucoma. Arch Ophthalmol 2004; 122: 827-837.
5. Strouthidis NG, White ET, Owen VM, Ho TA, Hammond CJ, Garway-Heath DF. Factors affecting the test-retest variability of Heidelberg retina tomograph and Heidelberg retina tomograph II measurements. Br J Ophthalmol 2005; 89: 1427-1432.
6. Samarawickrama C, Pai A, Huynh SC, Burlutsky G, Wong TY, Mitchell P. Influence of OCT signal strength on macular, optic nerve head, and retinal nerve fiber layer parameters. Invest Ophthalmol Vis Sci; 51: 4471-4475.
7. Cheung CY, Leung CK, Lin D, Pang CP, Lam DS. Relationship between retinal nerve fiber layer measurement and signal strength in optical coherence tomography. Ophthalmology 2008; 115: 1347-1351, 1351 e1-2.
8. van Velthoven ME, van der Linden MH, de Smet MD, Faber DJ, Verbraak FD. Influence of cataract on optical coherence tomography image quality and retinal thickness. Br J Ophthalmol 2006; 90: 1259-1262.
9. Ching HY, Wong AC, Wong CC, Woo DC, Chan CW. Cystoid macular oedema and changes in retinal thickness after phacoemulsification with optical coherence tomography. Eye (Lond) 2006; 20: 297-303.
10. Balasubramanian M, Bowd C, Vizzeri G, Weinreb RN, Zangwill LM. Effect of image quality on tissue thickness measurements obtained with spectral domain-optical coherence tomography. Opt Express 2009; 17: 4019-4036.
11. Kang SH, Hong SW, Im SK, Lee SH, Ahn MD. Effect of myopia on the thickness of the retinal nerve fiber layer measured by Cirrus HD optical coherence tomography. Invest Ophthalmol Vis Sci; 51: 4075-4083.
12. Sung KR, Wollstein G, Schuman JS, et al. Scan quality effect on glaucoma discrimination by glaucoma imaging devices. Br J Ophthalmol 2009; 93: 1580-1584.
13. Wu Z, Huang J, Dustin L, Sadda SR. Signal strength is an important determinant of accuracy of nerve fiber layer thickness measurement by optical coherence tomography. J Glaucoma 2009; 18: 213-216.
14. Stein DM, Wollstein G, Ishikawa H, Hertzmark E, Noecker RJ, Schuman JS. Effect of corneal drying on optical coherence tomography. Ophthalmology 2006; 113: 985-991.
15. Wu Z, Vazeen M, Varma R, et al. Factors associated with variability in retinal nerve fiber layer thickness measurements obtained by optical coherence tomography. Ophthalmology 2007; 114: 1505-1512.

16. Vizzeri G, Bowd C, Medeiros FA, Weinreb RN, Zangwill LM. Effect of signal strength and improper alignment on the variability of stratus optical coherence tomography retinal nerve fiber layer thickness measurements. Am J Ophthalmol 2009; 148: 249-255, e1.

17. El-Ashry M, Appaswamy S, Deokule S, Pagliarini S. The effect of phacoemulsification cataract surgery on the measurement of retinal nerve fiber layer thickness using optical coherence tomography. Curr Eye Res 2006; 31: 409-413.

18. Domalpally A, Danis RP, Zhang B, Myers D, Kruse CN. Quality issues in interpretation of optical coherence tomograms in macular diseases. Retina 2009; 29: 775-781.

19. Krebs I, Falkner-Radler C, Hagen S, et al. Quality of the threshold algorithm in age-related macular degeneration: Stratus versus Cirrus OCT. Invest Ophthalmol Vis Sci 2009; 50: 995-1000.

20. Ortega Jde L, Kakati B, Girkin CA. Artifacts on the optic nerve head analysis of the optical coherence tomography in glaucomatous and nonglaucomatous eyes. J Glaucoma 2009; 18: 186-191.

21. Medeiros FA, Alencar LM, Zangwill LM, Sample PA, Susanna R, Jr., Weinreb RN. Impact of atypical retardation patterns on detection of glaucoma progression using the GDx with variable corneal compensation. Am J Ophthalmol 2009; 148: 155-163, e1.

22. Bagga H, Greenfield DS, Feuer WJ. Quantitative assessment of atypical birefringence images using scanning laser polarimetry with variable corneal compensation. Am J Ophthalmol 2005; 139: 437-446.

（周和政　郭化芳　刘　川译）

（Translated by Hezheng ZHOU, Huafang GUO, Chuan LIU）

2.2　数字成像仪器的重复性

Chris Girkin, Tanuj Dada, Antonio Martinez Garcia, Michael Kook

共识观点

1. 测量变异性影响任何设备检测进展的能力

注释： 在文献中对于 SLP, CSLO, 和 OCT 的重复性评价有一个很大的范围。虽然在同一患者群体中不同仪器的比较研究是有限的，但是这些技术可能提供相似的重复性数据。

注释： 总的来说，SDOCT 比 TDOCT 重复性更好。

2. 关于重复性是否随疾病严重度而改变，目前文献中缺乏共识，这可能因解剖结构及技术的不同而有所不同。

2.2.1　综述

Chris Girkin

什么是成像设备的相对重复性？

当在同一研究人群中进行比较时，HRT III、TDOCT 和 GDx-VCC 具有类似的测量变异水平（表 1）。

SDOCT 是否能提供更好的重复性？

在多项研究的比较中 SDOCT 的重复性优于 TDOCT，SDOCT 和 TDOCT 的平均 ICC 分别为 0.97 和 0.81（表 2）。

表 1　HRT、GDx 和 TDOCT 在同一研究群体中重复性的比较

	RC	ICC	Sensitivity to Change
HRT 3 Global Rim Area	0.22mm^2	0.97	10.2
GDx-vcc NFI	4.7μm	0.98	11.3
TD OCT RNFL	11.7μm	0.97	9.3

表 2　出版物中的 SDOCT and TD OCT 重复性 / 变异性特征

Study	Measurements	Subjects	OCT	ICC	CV(%)	IV(μm)
Schuman et al.[1]	Average RNFLT	Glaucoma	TD	0.56	NA	NA
Blumenthal et al.[2]	Average RNFLT	Glaucoma	TD	NA	13.0	5.8
Carpineto P et al.[3]	Average RNFLT	Glaucoma	TD	0.52	NA	NA
Gurses-Ozden et al.[4]	Average RNFLT	Healthy	TD	NA	6.9	NA
Budenz et al.[5]	Average RNFLT	Glaucoma	TD	0.98	3.7	5.2
Pueyo et al.[6]	Average RNFLT	Glaucoma	TD	NA	9.6	NA
Budenz et al.[7]	Average RNFLT	Glaucoma	TD	0.96	5.2	6.6
Menke M et al.[8]	Average RNFLT	Healthy	SD	0.95	2.9	NA
Cettomai D et al.[9]	Average RNFLT	MS	TD	0.91	NA	NA
González-García A et al.[10]	Average RNFLT	Glaucoma	SD	0.97	1.9	4.6
Vizzeri G et al.[11]	Average RNFLT	Glaucoma	SD	0.98	1.6	NA
Antón A et al.[12]	Average RNFLT	Glaucoma	TD	0.94	4.4	NA
Leung CK et al.[13]	Average RNFLT	Glaucoma	TD	0.87	3.6	11.1
Leung CK et al.[13]	Average RNFLT	Glaucoma	SD	0.96	1.8	4.86
Garas A et al.[14]	Average RNFLT	Glaucoma	SD	0.99	2.2	3.7
Lee S et al.[14]	Average RNFLT	Glaucoma	SD	0.99	2.0	3.8
Mwanza JC et al.[15]	Average RNFLT	Glaucoma	SD	0.99	1.9	3.9
Li JP et al.[16]	Average RNFLT	Healthy	SD	0.95	3.9	8.3
Wu H et al.[17]	Average RNFLT	Glaucoma	SD	0.95	1.7	2.3
Cremasco F et al.[18]	Average RNFLT	Glaucoma	SD	0.99	3.7	NA
Mansoori T et al.[19]	Average RNFLT	Glaucoma	SD	0.99	4.0	NA
Langenegger SJ[20]	Average RNFLT	Glaucoma	SD	0.99	2.7	NA

缩略词：OCT = optical coherence tomography 光学相干断层扫描；ICC = Intraclass correlation coefficient，组内相关系数；CV = coefficient of variations，变异系数；IV = Intratest variability，组内可变性；TD = time domain，时间域；SD = spectral domain，光谱域；MS = Multiple sclerosis，多发性硬化

疾病严重程度对重复性有影响吗？

大量文献就不同疾病严重程度对仪器重复性的影响进行了检测，然而各家结论相互矛盾。有些研究显示测量的盘沿面积（HRT）和 RNFL 厚度（GDx and TDOCT）的重复性没有改变，而其他研究显示随着疾病严重程度增加变异性增大。

参考文献

1. Schuman JS, Pedut-Kloizman T, Hertzmark E, Hee MR, Wilkins JR, Coker JG, et al. Reproducibility of nerve fiber layer thickness measurements using optical coherence tomography. Ophthalmology 1996; 103: 1889-1898.
2. Blumenthal EZ, Williams JM, Weinreb RN, Girkin CA, Berry CC, Zangwill LM. Reproducibility of nerve fiber layer thickness measurements by use of optical coherence tomography. Ophthalmology 2000; 107: 2278-2282.
3. Carpineto P, Ciancaglini M, Zuppardi E, Falconio G, Doronzo E, Mastropasqua L. Reliability of nerve fiber layer thickness measurements using optical coherence tomography in normal and glaucomatous eyes. Ophthalmology 2003; 110: 190-195.
4. Gürses-Ozden R, Teng C, Vessani R, Zafar S, Liebmann JM, Ritch R. Macular and retinal nerve fiber layer thickness measurement reproducibility using optical coherence tomography (OCT-3). J Glaucoma 2004; 13: 238-244.
5. Budenz DL, Chang RT, Huang X, Knighton RW, Tielsch JM. Reproducibility of retinal nerve fiber thickness measurements using the stratus OCT in normal and glaucomatous eyes. Invest Ophthalmol Vis Sci 2005; 46: 2440-2443.
6. Pueyo V, Polo V, Larrosa JM, Mayoral F, Ferreras A, Honrubia FM. Reproducibility of optic nerve head and retinal nerve fiber layer thickness measurements using optical coherence tomography. Arch Soc Esp Oftalmol 2006; 81: 205-211.
7. Budenz DL, Fredette MJ, Feuer WJ, Anderson DR. Reproducibility of peripapillary retinal nerve fiber thickness measurements with stratus OCT in glaucomatous eyes. Ophthalmology 2008; 115: 661-666.
8. Menke MN, Knecht P, Sturm V, Dabov S, Funk J. Reproducibility of nerve fiber layer thickness measurements using 3D fourier-domain OCT. Invest Ophthalmol Vis Sci 2008; 49: 5386-5391.
9. Cettomai D, Pulicken M, Gordon-Lipkin E, Salter A, Frohman TC, Conger A, et al. Reproducibility of optical coherence tomography in multiple sclerosis. Arch Neurol 2008; 65: 1218-1222.
10. González-García AO, Vizzeri G, Bowd C, Medeiros FA, Zangwill LM, Weinreb RN. Reproducibility of RTVue retinal nerve fiber layer thickness and optic disc measurements and agreement with Stratus optical coherence tomography measurements. Am J Ophthalmol 2009; 147: 1067-1074.
11. Vizzeri G, Weinreb RN, Gonzalez-Garcia AO, Bowd C, Medeiros FA, Sample PA, et al. Agreement between spectral-domain and time-domain OCT for measuring RNFL thickness. Br J Ophthalmol 2009; 93: 775-781.
12. Antón A, Castany M, Pazos-Lopez M, Cuadrado R, Flores A, Castilla M. Reproducibility of measurements and variability of the classification algorithm of Stratus OCT in normal, hypertensive, and glaucomatous patients. Clin Ophthalmol 2009; 3: 139-145.
13. Garas A, Vargha P, Holló G. Reproducibility of retinal nerve fiber layer and macular thickness measurement with the RTVue-100 optical coherence tomograph. Ophthalmology 2010; 117: 738-746.

14. Lee SH, Kim SH, Kim TW, Park KH, Kim DM. Reproducibility of retinal nerve fiber thickness measurements using the test-retest function of spectral OCT/SLO in normal and glaucomatous eyes. J Glaucoma 2010; 19: 637-642.

15. Mwanza JC, Chang RT, Budenz DL, Durbin MK, Gendy MG, Shi W, et al. Reproducibility of peripapillary retinal nerve fiber layer thickness and optic nerve head parameters measured with cirrus HD-OCT in glaucomatous eyes. Invest Ophthalmol Vis Sci 2010; 51: 5724-5730.

16. Li JP, Wang XZ, Fu J, Li SN, Wang NL. Reproducibility of RTVue retinal nerve fiber layer thickness and optic nerve head measurements in normal and glaucoma eyes. Chin Med J (Engl) 2010; 123: 1898-1903.

17. Wu H, de Boer JF, Chen TC. Reproducibility of Retinal Nerve Fiber Layer Thickness Measurements Using Spectral Domain Optical Coherence Tomography. J Glaucoma 2010; Sep 16. [Epub ahead of print].

18. Cremasco F, Massa G, Gonçalves Vidotti V, Pedroso de Carvalho Lupinacci A, Costa VP. Intrasession, intersession, and interexaminer variabilities of retinal nerve fiber layer measurements with spectral-domain OCT. Eur J Ophthalmol 2010; 21: 264-270.

19. Mansoori T, Viswanath K, Balakrishna N. Reproducibility of peripapillary retinal nerve fibre layer thickness measurements with spectral domain optical coherence tomography in normal and glaucomatous eyes. Br J Ophthalmol 2011; Jan 8. [Epub ahead of print].

20. Langenegger SJ, Funk J, Toeteberg-Harms M. Reproducibility of Retinal Nerve Fiber Layer Thickness Measurements using the Eye Tracker and Retest Function of Spectralis(R) SD-OCT in Glaucomatous Eyes and Healthy Controls. Invest Ophthalmol Vis Sci 2011; Feb 17. [Epub ahead of print].

（周和政　郭化芳　刘　川　译）
（Translated by Hezheng ZHOU, Huafang GUO, Chuan LIU）

2.2.2　激光共聚焦扫描检眼镜

Michael Kook

采用 HRT-1，观察者组内同图像评估 ICC 变动范围在 0.79～0.99，不同图像评估 ICC 变动范围在 0.56～1。观察者间同一图像评估 ICC 变动范围在 0.54～0.99，不同图像评估 ICC 变动范围在 0.65～0.97。不管是观察者组间（$P=0.012$）还是观察者组内（$P=0.028$ 以及两者时 $P=0.031$），对图像间的评估变异均高于图像内的变异[1]。

影响 HRT 变异的因素与断层扫描测量相关区域的陡度有关，其最高处在视杯边缘和沿血管走行区[2]。其图像质量和变异与瞳孔大小[3]和晶状体核密度以及后极后囊下白内障有关[4,5]。另外，眼压的变化[6,7]和心动周期[8]也影响着HRT 测量。随访期间的变异一般比单次随访内的变异性大[1]。

HRT-2 在健康眼检测中，除了 3 个参数以外的所有参数中，其报道的变异少于 12%，其最小的变异参数是盘缘面积[9]。整个图像中的 1 个像素的平均标准偏差在青光眼患者约为 30 微米，在健康受试者为 25 微米[10,11]。

在多个临床时段对随访间变异数据的多次测量比利用设备给出的真实"生物学"改变或者进展更为重要和有用。对于 HRT-3，关于正常和青光眼混合受试者的纵向变异,其变异系数为 0.97(95%CI:0.95～0.98)和杯缘面积为 $0.22mm^2$（95%CI:0.19～$0.24mm^2$）。在只有健康受试者的情况下,变异系数为 0.13(95%CI:0.11～0.15),而青光眼患者为 0.28(95%CI:0.24～0.32)[12]。

HRT-3 的青光眼可能性评分(GPS)存在异方差,重复测量的变异并不跨越变异范围,在低和高 GPS 时看似有高的重复性(在平均差周围密集分布),两者之间重复性较差(在平均差周围宽泛分布)。在极端处 GPS(GPS 在 0～0.3 时为 -0.01 ± 0.20,在 0.78～1.00 时为 0.02 ± 0.09)可重复性比中间范围(GPS 为 0.30～0.78 时为 0.07 ± 0.54)要好[13]。

参考文献

1. Miglior S, Albe E, Guareschi M, et al., Intraobserver and interobserver reproducibility in the evaluation of optic disc stereometric parameters by Heidelberg retina tomography. Ophthalmology 2002; 109: 1072-1077.
2. Brigatti L, Weitzman M, Caprioli J. Regional test-retest variability of confocal scanning laser tomography. Am J Ophthalmol 1995; 120: 433-440.
3. Tomita G, Honbe K, Kitazawa Y, Reproducibility of measurements by laser scanning tomography in eyes before and after pilocarpine treatment. Graefes Arch Clin Exp Ophthal 1994; 232: 406-408.
4. Zangwill LM, Berry CC, Weinreb RN. Optic disc topographic measurements after pupil dilation. Ophthalmology 1999; 106: 1751-1755.
5. Zangwill L, et al. Effect of cataract and pupil size on image quality with confocal scanning laser ophthalmoscopy. Arch Ophthalmol 1997; 115: 983-990.
6. Azuara-Blanco A, et al. Effects of short term increase of intraocular pressure on optic disc cupping. Br J Ophthalmol 1998; 82: 880-883.
7. Bowd C, et al. Optic disk topography after medical treatment to reduce intraocular pressure. Am J Ophthalmol 2000; 130: 280-286.
8. Chauhan BC, McCormick TA. Effect of the cardiac cycle on topographic measurements using confocal scanning laser tomography. Graefes Arch Clin Exp Ophthalmol 1995; 233: 568-572.
9. Verdonick N, et al. Short-term intra-individual variability in Heidelberg Retina Tomograph 2. Bull Soc Belge Ophthalmol 2002; 286: 51-57.
10. Weinreb RN, et al. Effect of repetitive imaging on topographic measurements of the optic nerve head. Arch Ophthalmol 1993; 111: 636-638.
11. Chauhan BC, et al. Test-retest variability of topographic measurements with confocal scanning laser tomography in patients with glaucoma and control subjects. Am J Ophthalmol 1994; 118: 9-15.
12. Leung CK, Cheung CY, Lin D, et al. Longitudinal variability of optic disc and retinal nerve fiber layer measurements. Invest Ophthalmol Vis Sci 2008; 49: 4886-4892.
13. Strouthidis NG, Demirel S, Asaoka Ryo, et al. The Heidelberg retina tomography glaucoma probability score, Reproducibility and measurement of progression. Ophthalmology 2010; 117: 724-729.

2.2.3 激光扫描偏振仪
Tanuj Dada

角膜偏振轴和大小的变异

Mai 等[1] 研究了 107 位白人受试者包括 16 只健康眼、38 只高眼压症眼和 53 只青光眼在 3.2 年内每 6 个月用角膜变异补偿激光扫描偏振仪测试角膜双折射纵向偏振（角膜偏振轴[CPA]）和角膜偏振大小[CPM]变异及其对视网膜神经纤维层厚度的影响。CPA 和 CPM 测量变异没有随时间出现变化趋势，组间有差异，年龄对其无影响。超过 90% 的 CPA 和 CPM 测量变异均在 ±5° 或者 5nm 之间，没有观察到其对视网膜神经纤维层厚度测量有影响。CPA 和 CPM 测量变异在各组间无差异，未见时间变化趋势，年龄也对其无影响，对视网膜神经纤维层厚度测量的可重复性没有系统影响。

GDxVCC 一定时间内的可重复性

Iacono 等[2] 对 29 位健康受试者和 29 位青光眼患者在一周的随访研究中评估了角膜补偿变异（GDx-VCC）激光扫描偏振仪测量视网膜神经纤维层厚度测量的可重复性。GDxVCC 参数设置为 TSNIT 均数和标准偏差（SD），上方和下方均数（SA，IA），神经纤维指数。两组的 TSNIT 均数，SA 和 IA 变异系数均小于 6%。在健康受试者和青光眼患者组的 TSNIT 和 SD 相应数值分别为 13.7 和 11.4%，而其神经纤维指数分别为 82.9 和 13.3%。组内相关系数（ICC）变动范围在健康受试者组为 0.794～0.907，在青光眼患者组为 0.924～0.972。健康受试者组 TSNIT、SA 和 IA 在定期内差异为 5% 或在 55%～69% 的眼更少，而其 TSNIT SD 为 34.5%。在青光眼患者组眼的相应 TNSIT 均值和 SA 和 IA 的范围为 69%～79.3%，TNSIT SD 为 37.9%。不管是健康受试者还是青光眼患者用 GDx-VCC 测量视网膜神经纤维层厚度均有高的定期可重复性。有少数病例其一定时间变异可能超过 10%。为了分辨是生理变异还是真的 RNLF 厚度变化，谨慎解释随访期内的变化是必要的。

GDxECC 测量 RNLF 的可重复性

Mai 等[3] 采用增强角膜补偿（ECC）激光扫描偏振仪（SLP），对包括 16 健康眼、32 高眼压眼和 35 青光眼的各个标准视网膜神经纤维层（RNFL）参数测量可重复性进行研究，SLP ECC 在一天内进行 3 次采图，评估 SLP ECC 测量的各个标准 RNFL 参数的单一眼内标准偏差（Sw）、可重复系数、双向混合组内变异系数。在青光眼组，Sw、神经纤维指数和颞侧 - 上方 - 鼻侧 - 下方 - 颞侧均数的可重复相关系数均高于健康眼和高眼压症眼（OHT）。在测量谱中各个参数的 Sw 值一般被认为低于 9%。尽管有些参数在青光眼的稳定性比健康眼和高眼压症眼差，用 SLP ECC 测量 RNLF 的可重复性一般来说是好的。因此，SLP ECC 可作为监测青光眼进展的手段。

GDxVCC 测量 RNFL 的纵向变异

Leung 等[4] 采用 Stratus OCT、GDxVCC 和 HRT-3 评估了视乳头、视网膜神经纤维层（RNLF）测量的纵向变异。该纵向研究纳入 88 个研究对象包括了 45 位正常人和 43 例青光眼患者，在平均为 8.8±1.2 个月里分别采用三种测量手段，评估其测量变异。可重复性系数、变异系数、组内相关系数（ICC）和计算视杯测量的变化敏感性［（97.5 百分位数值 −2.5 百分位数值）/2 × 个体内标准偏差（Sw）］。发现 RNFL 测量的变异低。可重复性系数、ICC 和变化敏感性，OCT 的平均 RNFL 厚度、GDx VCC 的 TSNIT 均值和 HRT 杯缘面积分别是 11.7μ（95% 可信区间［CI］：10.5～12.9μ），0.97（0.96～0.98），10.2（9.2～11.4）；4.7μ（4.2～5.1μ），0.98（0.97～0.99），11.3（10.2～12.6）；和 0.22mm^2（0.19～0.24mm^2），0.97（0.95～0.98），9.3（8.4～10.4）。用 OCT、SLP 和 CSLO 测量 RNFL 和神经视网膜盘缘的纵向变异小。尽管在严重青光眼患者测量不出其变化，这些参数对于评估青光眼进展还是有用的。

纵向延迟模式变异

Grewal 等[5] 对 51 例可疑青光眼和 35 例青光眼为期 4 年随访的青光眼图像进展研究中，分别采用激光扫描偏振仪 GDxVCC 和 GDxECC 模式测量视网膜神经纤维层（RNFL）厚度。典型扫描评分（TSS）值被提取出来作为延迟图像质量测量。TSS<80 被定义为不典型延迟模式（ARP），TSS 的时间波动采用三个参数测量：比较于基线的变化、绝对差（最大 - 最小 TSS 值）、TSS 变化。通过构建双眼间协同性线性混合效应模式来评估随时间变化中 TSS 变化与 RNFL 厚度之间的关系。通过 GDxVCC 所测的 TSS 值比 GDxECC 所测值存在更大波动，其值分别为绝对差（18.40±15.35 vs 2.50±4.69 单位，P<0.001）、TSS 变化（59.63±87.27 vs 3.82±9.63 单位，P<0.001）、比较于基线的变化（−0.83±11.2 vs 0.25±2.9，P=0.01）。是 GDxVCC 而不是 GDxECC 的 TSS 值随时间变化明显影响 TSNIT 平均视网膜厚度（P=0.006）。作者概括道：来自 GDxVCC 的纵向图像明显具有更小的 TSS 值和延迟模型变异，可以减少 ARP 在评估 RNFL 进展中的偏差。

对相关的青光眼严重程度变异的影响

Garas 等[6] 评估不同时期青光眼瞳孔散大对扫描激光偏振仪变量（GDx-VCC）

和增强角膜补偿（GDx-ECC）方式的影响。研究纳入 37 例白种人（14 位健康和 MD < 2dB 的高眼压症、11 例 MD 在 6～12dB 的青光眼患者和 12 例 MD > 15dB 的青光眼患者），均分别采用 GDx-VCC 和 GDx-ECC 在瞳孔散大前后采集图像 5 次，无论角膜补偿和瞳孔散大，各组随访期内各参数变异值均低于 6μm。通过应用 GDx-ECC 检测，统计学分析发现，无论瞳孔散大与否，在更严重的青光眼具有更高的变异相关系数趋势（Jonckheere-Terpstra 检验，各参数 P < 0.026）。采用 GDx-VCC 检测，瞳孔散大前，三个参数中的两个不出现这种趋势，但缩瞳后所有参数都表现为该趋势（p < 0.002）。作者概括道：GDx-VCC 和 GDx-ECC 的可重复性是相似的，均可以满足临床应用目的；药物性瞳孔缩小对其影响最小。随着青光眼严重程度增加，其测量的可重复性下降，这种特点在 GDx-ECC 比 GDx-VCC 表现更为明显。

GDX 与 OCT 可重复性比较

Garas 等 [7] 比较了用 RTVue-100 傅立叶域 OCT 与角膜补偿和增强角膜补偿方式的激光扫描偏振仪（GDx-VCC 和 GDx-ECC）所测周边视网膜神经纤维层厚度（RNFLT）的可重复性。研究纳入在 37 例受试者（14 例正常和高眼压症、11 例中等程度青光眼和 12 例严重青光眼；分为 1，2，3 组），采用 RTVue 视乳头扫描、GDx-VCC 和 GDx-ECC 分别在同一天内各重复 5 次测量，比较其变异系数（CV）。在所有受试者中，平均 RNFLT CV 在 RTVue（2.11%）比 GDx-ECC（3.22%）要明显低（P = 0.004）。用 RTVue 扫描的所有受试者颞侧象限 RNFLT 和 1 组的 CV（4.88% 和 3.30%）显著低于 GDx-ECC（7.40% 和 5.88%）（P = 0.004），也低于 GDx-VCC（6.81% 和 5.80%；P 值分别为 0.011 和 0.016）。所有受试者下方象限 RNFLT 的 RTVue（3.49%）显著低于 GDx-VCC（5.20%，P = 0.002）。对于平均周边 RNFLT 和颞侧象限 RNFLT，RTVue 的可重复性要优于 GDx-ECC，也优于 GDx-VCC。

参考文献

1. Mai TA, Lemij HG. Longitudinal measurement variability of corneal birefringence and retinal nerve fiber layer thickness in scanning laser polarimetry with variable corneal compensation. Arch Ophthalmol 2008; 126: 1359-1364.
2. Iacono P, Da Pozzo S, Fuser M, Marchesan R, Ravalico G. Intersession reproducibility of retinal nerve fiber layer thickness measurements by GDx-VCC in healthy and glaucomatous eyes. Ophthalmologica 2006; 220: 266-271.
3. Mai TA, Reus NJ, Lemij HG. Retinal nerve fiber layer measurement repeatability in scanning laser polarimetry with enhanced corneal compensation. J Glaucoma 2008; 17: 269-274.
4. Leung CK, Cheung CY, Lin D, Pang CP, Lam DS, Weinreb RN. Longitudinal variability of optic disc and retinal nerve fiber layer measurements. Invest Ophthalmol Vis Sci 2008; 49: 4886-4892.

5. Grewal DS, Sehi M, Cook RJ, Greenfield DS; Advanced Imaging in Glaucoma Study Group. The Impact of Retardance Pattern Variability on Nerve Fiber Layer Measurements over Time using GDx with Variable and Enhanced Corneal Compensation. Invest Ophthalmol Vis Sci 2011; Feb 4. [Epub ahead of print]

6. Garas A, Tóth M, Vargha P, Holló G. Influence of pupil dilation on repeatability of scanning laser polarimetry with variable and enhanced corneal compensation in different stages of glaucoma. J Glaucoma 2010; 19: 142-148.

7. Garas A, Tóth M, Vargha P, Holló G. Comparison of repeatability of retinal nerve fiber layer thickness measurement made using the RTVue Fourier-domain optical coherence tomograph and the GDx scanning laser polarimeter with variable or enhanced corneal compensation. J Glaucoma 2010; 19: 412-417.

2.2.4　光学相干断层扫描

Antonio Martinez Garcia

光学相干断层扫描的可重复性

　　光学相干断层扫描（OCT）是一种可在活体测量视网膜神经纤维层（RNFL）具有高分辨率图像技术。测量青光眼和评估其进展，最需要的是具有可重复性。

　　利用 OCT 测量正常眼和青光眼的 NFL 厚度已被证实具有足够的可重复性。Schuman 等[1]利用一种 OCT 技术对视乳头中心直径 2.9、3.4 和 4.5mm 进行了环形扫描并报告了其可重复性，在正常和青光眼病人中，其组内相关系数范围 0.42～0.57。BIumenthal 等[2]报道为 13% 的变异系数（CV）。而且，正常眼 CV（7%）明显小于青光眼（$P = 0.02$）。另外，该研究还发现颞侧和鼻侧象限的变异系数（CV）明显大于上方和下方象限。Carpineto 等[3]在 2003 年的研究发现了与 Schuman 等[1]的相似结果。Gürses-Ozden 等[4]利用 OCT（软件为 version A1.1，Carl Zeiss Meditec，Inc.，Dublin，CA），操作者 1 和 2 通过快速和常规 RNFL 测量程序，青光眼平均总 RNFL 厚度测量的 CV 范围为 6.9+/−6.4% 到 8.0+/−3.5%。OCT-3 测量平均总 RNFL 厚度变异系数（CV）从 Menke 等[8]报道的 2.9% 到 Pueyo 等[6]报道的 9.6%。另外，用 OCT-3 测量 RNFL 厚度的可重复性检测方面，组内相关系数从 Cettomai 等[9]报道的 0.91 到 Budenz 等[5]报道的 0.98。

　　平均视网膜神经纤维层厚度测量表现出最好的可重复性特点[5~7, 9]。然而，不同研究显示鼻侧象限具有最低的可重复性[2, 5~7]，在多发性硬化患者的研究中上方象限具有最低的可重复性[9]。关于谱域 OCT 测量平均总视网膜厚度可重复性研究，其测量的组内相关系数从 Menke 等[8]报道的 0.95 到不同其他作者所报道的 0.99[13~15, 18~20]。

　　另外，平均总 RNFL 厚度测量的变异系数 CV 范围在 1.6%[11] 到 4.0%[19]。不同的研究显示时域 OCT（TD OCT）组内变异最低[5~7, 9, 12]，用于测量青光眼具有

更多的变异性 [5, 7]。无论如何，新的谱域 OCT（SD-OCT）技术，对于健康人 [8, 10, 16]
和青光眼 [10, 11, 13~15, 17~21] 具有更高可重复性和更好图像。

参考文献

1. Schuman JS, Pedut-Kloizman T, Hertzmark E, Hee MR, Wilkins JR, Coker JG, et al. Repro-ducibility of nerve fiber layer thickness measurements using optical coherence tomography. Ophthalmology 1996; 103: 1889-1898.

2. Blumenthal EZ, Williams JM, Weinreb RN, Girkin CA, Berry CC, Zangwill LM. Reproduc-ibility of nerve fiber layer thickness measurements by use of optical coherence tomography. Ophthalmology 2000; 107: 2278-2282.

3. Carpineto P, Ciancaglini M, Zuppardi E, Falconio G, Doronzo E, Mastropasqua L. Reliability of nerve fiber layer thickness measurements using optical coherence tomography in normal and glaucomatous eyes. Ophthalmology 2003; 110: 190-195.

4. Gürses-Ozden R, Teng C, Vessani R, Zafar S, Liebmann JM, Ritch R. Macular and retinal nerve fiber layer thickness measurement reproducibility using optical coherence tomography (OCT-3). J Glaucoma 2004; 13: 238-244.

5. Budenz DL, Chang RT, Huang X, Knighton RW, Tielsch JM. Reproducibility of retinal nerve fiber thickness measurements using the stratus OCT in normal and glaucomatous eyes. Invest Ophthalmol Vis Sci 2005; 46: 2440-2443.

6. Pueyo V, Polo V, Larrosa JM, Mayoral F, Ferreras A, Honrubia FM. Reproducibility of optic nerve head and retinal nerve fiber layer thickness measurements using optical coherence tomography. Arch Soc Esp Oftalmol 2006; 81: 205-211.

7. Budenz DL, Fredette MJ, Feuer WJ, Anderson DR. Reproducibility of peripapillary retinal nerve fiber thickness measurements with stratus OCT in glaucomatous eyes. Ophthalmology 2008; 115: 661-666.

8. Menke MN, Knecht P, Sturm V, Dabov S, Funk J. Reproducibility of nerve fiber layer thickness measurements using 3D fourier-domain OCT. Invest Ophthalmol Vis Sci 2008; 49: 5386-5391.

9. Cettomai D, Pulicken M, Gordon-Lipkin E, Salter A, Frohman TC, Conger A, et al. Repro-ducibility of optical coherence tomography in multiple sclerosis. Arch Neurol 2008; 65:1218-1222.

10. González-García AO, Vizzeri G, Bowd C, Medeiros FA, Zangwill LM, Weinreb RN. Repro-ducibility of RTVue retinal nerve fiber layer thickness and optic disc measurements and agreement with Stratus optical coherence tomography measurements. Am J Ophthalmol 2009; 147: 1067-1074.

11. Vizzeri G, Weinreb RN, Gonzalez-Garcia AO, Bowd C, Medeiros FA, Sample PA, et al. Agreement between spectral-domain and time-domain OCT for measuring RNFL thickness. Br J Ophthalmol 2009; 93: 775-778.

12. Antón A, Castany M, Pazos-Lopez M, Cuadrado R, Flores A, Castilla M. Reproducibility of measurements and variability of the classification algorithm of Stratus OCT in normal, hypertensive, and glaucomatous patients. Clin Ophthalmol 2009; 3: 139-145.

13. Leung CK, Cheung CY, Weinreb RN, Qiu Q, Liu S, Li H, Xu G, Fan N, Huang L, Pang CP, Lam DS. Retinal nerve fiber layer imaging with spectral-domain optical coherence tomogra-phy: a variability and diagnostic performance study. Ophthalmology 2009; 116: 1257-1263, 1263.e1-2.

14. Garas A, Vargha P, Holló G. Reproducibility of retinal nerve fiber layer and macular thick-ness measurement with the RTVue-100 optical coherence tomograph. Ophthalmology 2010; 117: 738-746.

15. Lee SH, Kim SH, Kim TW, Park KH, Kim DM. Reproducibility of retinal nerve fiber

thickness measurements using the test-retest function of spectral OCT/SLO in normal and glaucomatous eyes. J Glaucoma 2010; 19: 637-642.

16. Mwanza JC, Chang RT, Budenz DL, Durbin MK, Gendy MG, Shi W, et al. Reproducibility of peripapillary retinal nerve fiber layer thickness and optic nerve head parameters measured with cirrus HD-OCT in glaucomatous eyes. Invest Ophthalmol Vis Sci 2010; 51: 5724-5730.

17. Li JP, Wang XZ, Fu J, Li SN, Wang NL. Reproducibility of RTVue retinal nerve fiber layer thickness and optic nerve head measurements in normal and glaucoma eyes. Chin Med J (Engl) 2010; 123: 1898-1903.

18. Wu H, de Boer JF, Chen TC. Reproducibility of Retinal Nerve Fiber Layer Thickness Measurements Using Spectral Domain Optical Coherence Tomography. J Glaucoma 2010; Sep 16. [Epub ahead of print].

19. Cremasco F, Massa G, Gonçalves Vidotti V, Pedroso de Carvalho Lupinacci A, Costa VP. Intrasession, intersession, and interexaminer variabilities of retinal nerve fiber layer measurements with spectral-domain OCT. Eur J Ophthalmol 2010; 21: 264-270.

20. Mansoori T, Viswanath K, Balakrishna N. Reproducibility of peripapillary retinal nerve fibre layer thickness measurements with spectral domain optical coherence tomography in normal and glaucomatous eyes. Br J Ophthalmol 2011; Jan 8. [Epub ahead of print].

21. Langenegger SJ, Funk J, Toeteberg-Harms M. Reproducibility of Retinal Nerve Fiber Layer Thickness Measurements using the Eye Tracker and Retest Function of Spectralis® SD-OCT in Glaucomatous Eyes and Healthy Controls. Invest Ophthalmol Vis Sci 2011; Feb 17. [Epub ahead of print].

（戴　超　译）
（Translated by Chao DAI）

2.3　怎样检测和测量结构变化？

Christopher Leung, Jost Jonas Ki-Ho Park, Kyung Rim Sung, Remo Susanna

共识观点

1．基于事件和趋势的分析对于检测青光眼改变都是有用的。

注释：这些分析并不是总是同时发生。

2．评估结构进展速率对于临床青光眼治疗的决策是非常重要的。

注释：来自于视乳头、RNFL 和黄斑区测量的参数所提示的变化速率可能相互间存在差异。

3．利用图像设备定量分析视乳头和视网膜神经纤维层厚度是检测变化的有用和补充手段。

注释：缺乏数据表明黄斑区测量可以监测到变化。

4．即使是对同一结构的测量，不同的技术和扫描方式可以影响到进展检测的结果。

5．缺乏明确的共识认为哪种仪器或者参数对监测结构进展最可靠。随着技术进步，在临床上会出现和采用新的仪器和参数。

2.3.1 趋势和事件分析

Kyung Rim Sung

事件分析（EA）

事件分析是指进展变化超过了预先定义好的相对于基线的一定的阈值水平。阈值一般通过可重复性测量或者可重复系数获得。很多因素都可以影响视乳头和视网膜神经纤维层（RNFL）厚度测量的可重复性，包括可靠的视乳头边缘的确定、精确的切面、基准面的确定以及精确的纵向图像配准。有关扫描激光偏振仪（SLP）、共聚焦扫描激光检眼镜（CSLO）和光学相干断层扫描（OCT）的可重复性在文献中估计有较宽的范围。总之，用于事件分析（EA）的可重复性测量取决于组内数据。也有一些图像设备评估单个事件分析（EA）可重复性系数。

由于 EA 探究的是检测基于基线水平的变化，不止一个高质量基线图像有助于进展分析。有的仪器会在单次图像采集时自动获取多个基线图像。

趋势分析（TA）

趋势分析（TA）检测改变是通过在设定时间内进行回归分析。TA 一般需要多次检测以获取可靠的回归斜率。相对于 EA，TA 可以计算出变化率，因此可以用于评估单个个体眼疾病的预后（比如，青光眼进展有多快）。TA 对于评估结构进展速度和临床处置决定都非常重要。

理论上讲，疾病进展变化速率超过年龄相关变化速率。因此，对于健康个体年龄相关变化的知识对于评估疾病进展是非常重要的，这种年龄相关性变化主要来源于实际的纵向数据和没有外推的横向数据。然而，纵向分析评估年龄相关变化现在还没有可靠数据可用。

尽管一般认为 EA 和 TA 对于检测青光眼进展都是有用的，很少研究比较 EA 和 TA 检测青光眼进展。总之，临床医生需要了解这两个分析不总是一致结果。

参考文献

1. Wollstein G, Schuman JS, Price LL, Aydin A, Stark PC, Hertzmark E, Lai E, Ishikawa H, Mattox C, Fujimoto JG, Paunescu LA. Optical coherence tomography longitudinal evaluation of retinal nerve fiber layer thickness in glaucoma. Arch Ophthalmol 2005; 123: 464-470.
2. Bowd C, Balasubramanian M, Weinreb RN, Vizzeri G, Alencar LM, O'Leary N, Sample PA, Zangwill LM. Performance of confocal scanning laser tomograph Topographic Change Analysis (TCA) for assessing glaucomatous progression. Invest Ophthalmol Vis Sci 2009; 50: 691-701.

3. Lee EJ, Kim TW, Weinreb RN, Park KH, Kim SH, Kim DM. Trend-based analysis of retinal nerve fiber layer thickness measured by optical coherence tomography in eyes with localized nerve fiber layer defects. Invest Ophthalmol Vis Sci 2011; 52: 1138-1144.
4. Leung CK, Cheung CY, Weinreb RN, Qiu K, Liu S, Li H, Xu G, Fan N, Pang CP, Tse KK, Lam DS. Evaluation of retinal nerve fiber layer progression in glaucoma: a study on optical coherence tomography guided progression analysis. Invest Ophthalmol Vis Sci 2010; 51: 217-222.
5. Medeiros FA, Zangwill LM, Alencar LM, Bowd C, Sample PA, Susanna R Jr, Weinreb RN. Detection of glaucoma progression with stratus OCT retinal nerve fiber layer, optic nerve head, and macular thickness measurements. Invest Ophthalmol Vis Sci 2009; 50: 5741-5748.
6. Medeiros FA, Zangwill LM, Alencar LM, Sample PA, Weinreb RN. Rates of progressive retinal nerve fiber layer loss in glaucoma measured by scanning laser polarimetry. Am J Ophthalmol 2010; 149: 908-915.
7. Alencar LM, Zangwill LM, Weinreb RN, Bowd C, Sample PA, Girkin CA, Liebmann JM, Medeiros FA. A comparison of rates of change in neuroretinal rim area and retinal nerve fiber layer thickness in progressive glaucoma. Invest Ophthalmol Vis Sci 2010; 51: 3531-3539.
8. Strouthidis NG, Demirel S, Asaoka R, Cossio-Zuniga C, Garway-Heath DF. The Heidelberg retina tomograph Glaucoma Probability Score: reproducibility and measurement of progression. Ophthalmology 2010; 117: 724-729.
9. Asaoka R, Strouthidis NG, Kappou V, Gardiner SK, Garway-Heath DF. HRT-3 Moorfields reference plane: effect on rim area repeatability and identification of progression. Br J Ophthalmol 2009; 93: 1510-1513.
10. Fayers T, Strouthidis NG, Garway-Heath DF. Monitoring glaucomatous progression using a novel Heidelberg Retina Tomograph event analysis. Ophthalmology 2007; 114: 1973-1980.
11. Sung KR, Wollstein G, Bilonick RA, Townsend KA, Ishikawa H, Kagemann L, Noecker RJ, Fujimoto JG, Schuman JS. Effects of age on optical coherence tomography measurements of healthy retinal nerve fiber layer, macula, and optic nerve head. Ophthalmology 2009; 116: 1119-1124.
12. Alencar LM, Zangwill LM, Weinreb RN, Bowd C, Vizzeri G, Sample PA, Susanna R Jr, Medeiros FA. Agreement for detecting glaucoma progression with the GDx guided progression analysis, automated perimetry, and optic disc photography. Ophthalmology 2010; 117: 462-470.
13. Grewal DS, Sehi M, Greenfield DS. Detecting glaucomatous progression using GDx with variable and enhanced corneal compensation using Guided Progression Analysis. Br J Ophthalmol 2011; 95: 502-508.
14. O'Leary N, Crabb DP, Mansberger SL, Fortune B, Twa MD, Lloyd MJ, Kotecha A, Garway-Heath DF, Cioffi GA, Johnson CA. Glaucomatous progression in series of stereoscopic photographs and Heidelberg retina tomograph images. Arch Ophthalmol 2010; 128: 560-568.
15. Leung CK, Liu S, Weinreb RN, Lai G, Ye C, Cheung CY, Pang CP, Tse KK, Lam DS. Evaluation of retinal nerve fiber layer progression in glaucoma a prospective analysis with neuroretinal rim and visual field progression. Ophthalmology 2011; 118: 1551-1557.

2.3.2　视乳头、RNFL 及黄斑参数比较

Jost Jonas, Remo Susana

● 如果青光眼的诊断成立，剩下最重要的问题就是疾病是否稳定、治疗是否足够、患者的依从性是否足够；或者说疾病的进展与预期寿命相应的治疗是否需要加强。越早检测到青光眼进展，就越早调整青光眼治疗方案。

- 青光眼视神经病变进展是与形态和功能参数改变相适应的,这些参数对于监测青光眼进展是最可靠的,对于开角型青光眼、闭角型青光眼以及不同类型青光眼及所处不同时期这些参数的意义是不同的。
- 通过考虑青光眼潜在危险因素监测青光眼进展是可行的,包括眼压、晚期青光眼(包括小盘缘、大 C/D 率和晚期视野丢失)、青光眼类型(闭角型青光眼与开角型青光眼;假性剥脱继发性开角型青光眼与原发性开角型青光眼;高度近视开角型青光眼与没有高度近视的原发性开角型青光眼),低的患者依从性(包括低的社会经济地位和合作性医疗),大的视乳头 β 区域萎缩、角膜薄、视乳头出血和其他。
- 监测青光眼进展的形态学参数包括通过图像仪器测量的定量指标和通过检眼镜获取的定性指标。
- 提示青光眼进展的最重要定性指标是视乳头出血。
- 提示青光眼进展的最重要定量指标是视神经盘缘丢失(通过比较视乳头共聚焦激光扫描图像)、视网膜神经纤维层切面厚度改变(通过谱域 OCT 或者扫描激光检眼镜,GDx),视乳头轮廓改变(通过对视乳头共聚焦激光扫描或者 OCT),视乳头 β 区域萎缩增大(通过比较视乳头照相或者人工比较打印出的 HRT)。
- 提示青光眼进展的可能参数可以是 OCT 测量的黄斑厚度。
- 通过临床描图比较检测青光眼进展对于早期进展监测是不适合的,需要用图像技术替代。
- 通过结合参数的数学运算来监测青光眼进展将来可能增强青光眼诊断的精确性。

2.3.3 结构测量进展检测的共识

Christopher Leung

只有极少量的临床研究比较视乳头、视网膜神经纤维层(RNFL)和黄斑区参数评估青光眼进展。一项纵向研究随访 390 名青光眼和可疑青光眼患者,通过扫描激光偏振仪(SLP)测量 RNFL 厚度比通过标准自动视野计(SAP)检测辨别青光眼进展效能更高,且 / 或静态眼的视乳头立体照相比 CSLO 测量盘缘面积(RA)检测青光眼进展更好[1]。另一项研究是测量视乳头,对 253 例青光眼和青光眼可疑患者用时域 OCT 测量 RNFL 和黄斑参数,RNFL 参数(RNFL 厚度变化率)比 ONH 和黄斑厚度测量(ONH 和黄斑参数变化率)更容易从非进展眼中辨别进展[2]。在对 70 例青光眼患者超过 3 年的前瞻性研究中也发现 RNFL(时域 OCT)和视神经盘缘(CSLO)测量对于监测青光眼进展都是效能比较差的[3]。RNFL 和视神经盘缘的进展变化速率在青光眼患者间变异范围很大。

这种变化率和进展监测的各种结构参数的不一致与视乳头、RNFL 和黄斑处所测量的组织构成不同有关。RNFL 是由大量的视网膜神经节细胞轴突构成,视神经盘缘也包含非神经结构。用 OCT 测量黄斑厚度包含内层和外层视网膜(纵向研究表明测量黄斑区内层厚度是无用的)。包含黄斑外层测量的敏感性较低。由于主要的结构构成不同,视神经盘缘、RNFL 和黄斑的纵向切面都是不同的。

即使是对同一结构进展的测量,不同的技术也会影响到检测结果。GDx ECC 比 GDx VCC 对检测变化更可靠,它们的检测结果只在中等程度上相互吻合 [4, 5]。谱域 OCT 比时域 OCT 能检测到更多 RNFL 进展的眼 [6]。通过减少测量变异,谱域 OCT 比时域 OCT 能更早地监测到 RNFL 进展。同一技术设备的不同扫描方案也会导致对进展分析的不一致性。在检测 RNFL 进展中,时域 OCT 的环视乳头的快速扫描(256 A-scan)和标准扫描(512 A-scan)只在中等程度上相互吻合 [7],两种扫描方式所测得的平均 RNFL 厚度进展速率也是不同的(快速 RNFL 扫描为 −1.01μm/ 年,标准扫描为 −0.77μm/ 年)。

小结,①视乳头、RNFL 和黄斑参数进展检测的一致性是较差的,②视乳头、RNFL 和黄斑参数变化速率在同一或不同青光眼患者间有很大的不同,③即使对同一结构的检测,不同的技术设备和不同的扫描方案都影响着对进展的检测。

参考文献

1. Alencar LM, Zangwill LM, Weinreb RN, et al. A comparison of rates of change in neuroretinal rim area and retinal nerve fiber layer thickness in progressive glaucoma. Invest Ophthalmol Vis Sci 2010; 51: 3531-3539.
2. Medeiros FA, Zangwill LM, Alencar LM, et al. Detection of glaucoma progression with stratus OCT retinal nerve fiber layer, optic nerve head, and macular thickness measurements. Invest Ophthalmol Vis Sci 2009; 50: 5741-5748.
3. Leung CK, Liu S, Weinreb RN, et al. Evaluation of retinal nerve fiber layer progression in glaucoma: A prospective analysis with neuroretinal rim and visual field progression. Ophthalmology 2011; 118: 1551-1557.
4. Grewal DS, Sehi M, Greenfield DS. Detecting glaucomatous progression using GDx with variable and enhanced corneal compensation using Guided Progression Analysis. Br J Ophthalmol 2011; 95: 502-508.
5. Medeiros FA, Zangwill LM, Alencar LM, et al. Rates of progressive retinal nerve fiber layer loss in glaucoma measured by scanning laser polarimetry. Am J Ophthalmol 2010; 149: 908-915.
6. Leung CK, Cheung CY, Weinreb RN, et al. Evaluation of retinal nerve fiber layer progression in glaucoma: A comparison between the fast and the regular retinal nerve fiber layer scans. Ophthalmology 2011; 118: 763-767.
7. Leung CK, Chiu V, Weinreb RN, et al. Evaluation of retinal nerve fiber layer progression in glaucoma: A comparison between spectral-domain and time-domain optical coherence tomography. Ophthalmology 2011; 118: 1558-1562.

2.3.4 市售设备：HRT TCA、GDx GPA、OCT GPA

Ki-Ho Park

市售青光眼进展图像检测设备有很多。一种是共聚焦激光断层扫描的图形变化分析（TCA）（德国，海德堡工程公司的海德堡视网膜断层扫描仪）来监测视乳头损害进展。TCA 是通过比较基线和随访中的超像素（4×4）断层扫描图像中测量距离基线的高度变化。

其他监测手段光学相干断层扫描（OCT；Carl Zeiss Meditec，都柏林，CA）、扫描激光偏振仪（GDx VCC 或者 GDx ECC Carl Zeiss Meditec，都柏林，CA）监测视网膜神经纤维层（RNFL）进展趋向于作进展分析（GPA）。

纵向研究报道这些方法监测青光眼进展有可接受的操作性。然而，由于评估青光眼进展的结构检查和视野检查间广泛认为难以获得一致性结果，对于怎样设定评估结构进展的参考水平仍然是一个难题。

- 当视乳头立体照相和（或）标准自动视野计检查结果已经指向青光眼进展时，共聚焦扫描激光检眼镜（HRT）的 TCA 参数能够鉴别进展性青光眼和纵向观察的正常健康眼。
- 扫描激光偏振仪（GDx）的 GPA 提供一种增强监测青光眼 RNFL 结构进展的技术。通过 GDx 的 GPA 获得的结构进展与通过视野指数斜率获得的功能进展难以一致。
- 光学相干断层扫描的 GPA 提供一种增强监测青光眼 RNFL 结构进展的技术。
- 由于降低了检测变异性，基于趋势分析的 SD-OCT 比 TD-OCT 能监测到更多地 RNFL 进展。
- 在监测到功能进展之前，基于趋势分析的图像分析技术监测到结构进展是可能的。

参考文献

1. Chauhan BC, Blanchard JW, Hamilton DC, LeBlanc RP. Technique for detecting serial topographic changes in the optic disc and peripapillary retina using scanning laser tomography. Invest Ophthalmol Vis Sci 2000; 41: 775-782.
2. Bowd C, Balasubramanian M, Weinreb RN, Vizzeri G, Alencar LM, O'Leary N, Sample PA, Zangwill LM. Performance of confocal scanning laser tomograph Topographic Change Analysis (TCA) for assessing glaucomatous progression. Invest Ophthalmol Vis Sci 2009; 50: 691-701.
3. Grewal DS, Sehi M, Greenfield DS. Detecting glaucomatous progression using GDx with variable and enhanced corneal compensation using Guided Progression Analysis. Br J Ophthalmol 2011; 95: 502-508.
4. Leung CK, Cheung CY, Weinreb RN, Qiu K, Liu S, Li H, Xu G, Fan N, Pang CP, Tse KK,

Lam DS. Evaluation of retinal nerve fiber layer progression in glaucoma: a study on optical coherence tomography guided progression analysis. Invest Ophthalmol Vis Sci 2010; 51: 217-222.

5. Leung CK, Chiu V, Weinreb RN, et al. Evaluation of Retinal Nerve Fiber Layer Progression in Glaucoma A Comparison between Spectral-Domain and Time-Domain Optical Coherence Tomography. Ophthalmology 2011; Apr 28. [Epub ahead of print]

（戴　超译）

（Translated by Chao DAI）

2.4 怎么定义有临床意义的结构变化

共识观点

1. 在解释统计学显著性变化时需要考虑重测变异性和健康人群的年龄相关性变化。

2. 健康人群年龄相关性变化的数据应该是来源于纵向研究的实际数据而不是横向研究推导出来的数据。

3. 尽管结构参数如盘缘面积或神经纤维长厚度的统计学显著性变化是一种相关性变化，其在临床上还是有意义的。另外需要考虑年龄、疾病所处时期和风险因素评估。

注释：尽管现在我们有设备能测量出统计学显著性变化，我们仍然不知道怎样充分评估这种变化的临床重要性。

具有临床意义的结果变化意味着什么？

从一开始我们就处于劣势，是否存在真实结构变化过程？一个患者是不可能说出"医生，我感觉杯／盘比已增大"这样的描述的，但更可能表现出盲点进展趋于固定功能的结果。现在有研究报道结构进展可以预测功能（SAP）变化。有证据表明，患者（高眼压症和确诊青光眼）的结构改变比没有变化更可能检测到功能改变。我们建议先前的功能改变更能预测到接下来的功能改变（结构改变也是一样）。

年龄相关的结构进展速率是什么样的？ 怎么样鉴别年龄相关改变与青光眼病理改变？

我们喜欢一开始就定义适当的年龄相关性改变。在该领域的多数研究来源于假设的某个体横断面数据。我们和其他人的研究已经表明，其结论肯定不是这样的，由于正在谈论的平均幅度变化是非常小的，从横截面数据推断纵向变化可能是错误。关键问题是利用纵向数据时正常情况都随年龄千变万化。最终，多数年龄相关性改变的纵向研究时间跨度至少在 10 年的数据（至少在频繁测试），因此我们必须知道我们仅仅是反映了一个很小很小的年龄相关变化的时间窗。

我们也需要非常具体地说明我们所说的"结构"（和"功能"，但是在另一组里）的意义。在青光眼患者中分离出年龄相关性 RNFL 改变比分离出视乳头改变要艰难很多。毫无疑问，RNFL 的变化率和视乳头断层形态都有老化特征。

在最后的分析中，我们能够指明随着年龄的变化的特征和定义个人或团体年龄相关性改变的显著性偏离。然而，在最后的分析中，我们留下了强大的统计证据（虽然它可能不是生物学显著性）表明什么东西发生了变化。要从有临床意义的变化中剔除年龄相关性变化还有相当距离。

（戴 超 译）
（Translated by Chao DAI）

2.5 临床实践问题

Makoto Araie，Andreas Boehm，Gadi Wollstein，Kyung Rim Sung，
Christopher Leung

共识观点

1. 影像学检查的最佳频率未知。
注释：这依赖于疾病的严重程度和预测的进展速度。

2. 在青光眼视乳头和 RNFL 的纵向研究中，影像学检查为每年 1 次或者每年 3 次。

3. 对同一结构（如 RNFL 厚度）的测量，来源于同一厂家的不同仪器或者是不同厂家的同一技术设备（如谱域 OCT）的检测结果没有必要进行互换进展评估。

4. 在检测青光眼进展临床试验研究中，结构评估的进展是有效的。
注释：结构改变已被证实可预测将来的青光眼功能丢失。

2.5.1 多长时间进行一次影像学检查

Makoto Araie，Kyung Rim Sung

在青光眼进展随访中，没有关于其影像学检测频率的研究报道。理论上讲，增加检测频率可以增加检测到变化的敏感性，然而，过高的检测频率常常需要耗费更多的资源。因此，其影像学检测频率需要根据患者个体临床实际情况而确定。比如，晚期青光眼患者需要更频繁的监测，以确保在确切发现进展时及时增强治疗措施来防止不可逆性视力丢失。另外，患者表现出快速进展变化时需要更高的检测频率以监测评估治疗反应。大多数发表的关于青光眼进展研究中，影像学检查的频率在每 4 个月 1 次到每年 1 次。关于青光眼进展的影像学监测频率还需要进一步研究。

参考文献

1. Nouri-Mahdavi K, Zarei R, Caprioli J. Influence of Visual Field Testing Frequency on Detection of Glaucoma Progression With Trend Analyses. Arch Ophthalmol 2011; Aug 8. [Epub ahead of print]

2. Chauhan BC, Nicolela MT, Artes PH. Incidence and rates of visual field progression after longitudinally measured optic disc change inglaucoma. Ophthalmology 2009; 116: 2110-2118.

3. Medeiros FA, Alencar LM, Zangwill LM, Bowd C, Sample PA, Weinreb RN. Prediction of functional loss in glaucoma from progressive optic disc damage.Arch Ophthalmol 2009; 127: 1250-1256.

4. Wollstein G, Schuman JS, Price LL, Aydin A, Stark PC, Hertzmark E, Lai E, Ishikawa H, Mattox C, Fujimoto JG, Paunescu LA. Optical coherence tomography longitudinal evaluation of retinal nerve fiber layer thickness in glaucoma. Arch Ophthalmol 2005; 123: 464-470.

5. Bowd C, Balasubramanian M, Weinreb RN, Vizzeri G, Alencar LM, O'Leary N, Sample PA, Zangwill LM. Performance of confocal scanning laser tomograph Topographic Change Analysis (TCA) for assessing glaucomatous progression. Invest Ophthalmol Vis Sci 2009; 50: 691-701.

6. Lee EJ, Kim TW, Weinreb RN, Park KH, Kim SH, Kim DM. Trend-based analysis of retinal nerve fiber layer thickness measured by optical coherence tomography in eyes with localized nerve fiber layer defects. Invest Ophthalmol Vis Sci 2011; 52: 1138-1144.

7. Leung CK, Cheung CY, Weinreb RN, Qiu K, Liu S, Li H, Xu G, Fan N, Pang CP, Tse KK, Lam DS. Evaluation of retinal nerve fiber layer progression in glaucoma: a study on optical coherence tomography guided progression analysis. Invest Ophthalmol Vis Sci 2010; 51: 217-222.

8. Medeiros FA, Zangwill LM, Alencar LM, Bowd C, Sample PA, Susanna R Jr, Weinreb RN. Detection of glaucoma progression with stratus OCT retinal nerve fiber layer, optic nerve head, and macular thickness measurements. Invest Ophthalmol Vis Sci 2009; 50: 5741-5748.

9. Medeiros FA, Zangwill LM, Alencar LM, Sample PA, Weinreb RN. Rates of progressive retinal nerve fiber layer loss in glaucoma measured by scanning laser polarimetry. Am J Ophthalmol 2010; 149: 908-915.

10. Alencar LM, Zangwill LM, Weinreb RN, Bowd C, Sample PA, Girkin CA, Liebmann JM, Medeiros FA. A comparison of rates of change in neuroretinal rim area and retinal nerve fiber layer thickness in progressive glaucoma. Invest Ophthalmol Vis Sci 2010; 51: 3531-3539.

11. Strouthidis NG, Demirel S, Asaoka R, Cossio-Zuniga C, Garway-Heath DF. The Heidelberg retina tomograph Glaucoma Probability Score: reproducibility and measurement of progression. Ophthalmology 2010; 117: 724-729.

12. Asaoka R, Strouthidis NG, Kappou V, Gardiner SK, Garway-Heath DF. HRT-3 Moorfields reference plane: effect on rim area repeatability and identification of progression. Br J Ophthalmol 2009; 93: 1510-1513.

13. Fayers T, Strouthidis NG, Garway-Heath DF. Monitoring glaucomatous progression using a novel Heidelberg Retina Tomograph event analysis. Ophthalmology 2007; 114: 1973-1980.

14. Alencar LM, Zangwill LM, Weinreb RN, Bowd C, Vizzeri G, Sample PA, Susanna R Jr, Medeiros FA. Agreement for detecting glaucoma progression with the GDx guided progres-

sion analysis, automated perimetry, and optic disc photography. Ophthalmology 2010; 117: 462-470.

15. Grewal DS, Sehi M, Greenfield DS. Detecting glaucomatous progression using GDx with variable and enhanced corneal compensation using Guided Progression Analysis. Br J Ophthalmol 2011; 95: 502-508.

16. O'Leary N, Crabb DP, Mansberger SL, Fortune B, Twa MD, Lloyd MJ, Kotecha A, Garway-Heath DF, Cioffi GA, Johnson CA. Glaucomatous progression in series of stereoscopic photographs and Heidelberg retina tomograph images. Arch Ophthalmol 2010; 128: 560-568.

17. Leung CK, Liu S, Weinreb RN, Lai G, Ye C, Cheung CY, Pang CP, Tse KK, Lam DS. Evaluation of retinal nerve fiber layer progression in glaucoma a prospective analysis with neuroretinal rim and visual field progression. Ophthalmology 2011; 118: 1551-1557.

2.5.2　当检测到结构进展时是否应该开始和增强治疗？

Andreas Boehm

　　决定开始或者增强治疗依赖于患者有生之年进展为明显功能障碍的可能性。青光眼是一种慢性进展性视神经病变。该疾病的特征是不可逆性视网膜神经组织丢失。在疾病进展过程中，视野进行性缺失并可致盲。如果检测到结构损害进展，需要被证实其结构进展是否属实（或者是人为误差）、是否属于青光眼类型损害（盘缘进行性变窄、视杯加深扩大、切迹、神经纤维层缺失或者视乳头出血）。理想的是测量结构进展的速率并评估这种进展速率能否导致患者在有生之年是否出现严重功障碍。然而，必须注意到视野进展和各种影像学检查监测到的进展一般难以取得一致性结果[1~8]。

　　青光眼的治疗目标是保护患者在有生之年的视功能。更早的治疗可能减少进展为严重功能障碍的可能。对于决定是否治疗，需要结合考虑进展发生的时间长短、疾病的分期（发生结构性损害进展有多远？是否已经表现出功能损害？如果已经有功能损害，距发生严重功能损害还有多远？）以及患者的年龄（其预期自然寿命是多少？）。例如，如果结构进展经历了一段较长时间，青光眼损害又在早期，患者的预期寿命没有多少年以发展成为严重功能损害，这样的患者适合不治疗或者不需增强治疗。然而，如果结构进展发生在一个短时间内、患者年轻或者疾病已是晚期、所有这些情况下在检测到青光眼结构进展时需要开始治疗或者强化原有治疗方案。

参考文献

1. Strouthidis N, Scott A, Peter NM, Garway-Heath DF. Optic disc and visual field progression in ocular hypertensive subjects: detection rates, specificity, and agreement. Invest Ophthalmol Vis Sci 2006; 47: 2904-2910.

2. Vizzeri G, Weinreb RN, Martinez de la Casa JM, Alencar LM, Bowd C, Balasubramanian M, Medeiros FA, Sample P, Zangwill LM. Clinicians agreement in establishing glaucomatous progression using the Heidelberg retinal tomograph. Ophthalmology 2009; 116: 14-24.

3. Saarela V, Falck A, Airaksinen PJ, Tuulonen A. The sensitivity and specificity of Heidel-

berg retina tomography parameters to glaucomatous progression in disc photographs. Br J Ophthalmol 2010; 94: 68-73.

4. Strouthidis NG, Demirel S, Asaoka R, Cossio-Zuniga C, Garway-Heath DF. The Heidelberg retina tomography glaucoma probability score. Reproducibility and measurement of progression. Ophthalmology 2010; 117: 724-729.

5. Alencar LM, Zangwill LM, Weinreb RN, Bowd C, Vizzeri G, Sample PA, Susanna R Jr, Medeiros FA. Agreement for detecting glaucoma progression with the GDx guided progression analysis, automated perimetry, and optic disc photography. Ophthalmology 2010; 117: 462-470.

6. Leung CK, Ye C, Weinreb RN, Cheung CY, Qiu Q, Liu S, Xu G, Lam DSC. Retinal nerve fiber layer imaging with spectral-domain optical coherence tomography. A study on diagnostic agreement with Heidelberg retinal tomograph. Ophthalmology 2010; 117: 267-274.

7. Leung CK, Liu S, Weinreb RN, Lai G, Ye C, Cheung CYL, Pang CP, Tse KK, Lam DSC. Evaluation of retinal nerve fiber layer progression in glaucoma. A prospective analysis with neuroretinal rim and visual field progression. Ophthalmology 2011, Epub ahead of print.

8. Leung CK, Chiu V, Weinreb RN, Liu S, Ye C, Yu M, Cheung CY, Lai G, Lam DSC. Evaluation of retinal nerve fiber layer progression in glaucoma. A comparison between spectral-domain and time-domain optical coherence tomography. Ophthalmology 2011, Epub ahead of print.

2.5.3 适应成像技术的持续快速发展

Gadi Wollstein

视乳头和黄斑区影像是作为临床诊断和监测青光眼结构进展的常规。由于青光眼是慢性病程,疾病的慢性进展迫切需要影像设备提供精确的和可重复性好的图像以精确测量出发生在一段较长时间内的变化。来源于不同影像设备在不同时间获得的测量结果需要看做是连续性的,需要固定设备检测的偏差和比较不同次测量的不精确性。青光眼检测的影像设备的软件和硬件目前都在飞速发展,其发展方向主要是提高分辨率、加快扫描时间和软件开发以增强其诊断能力。

对于基于同一技术的不同代设备的检测结果进行比较时,需要考虑以下因素:

—扫描方式

—采样密度

—基准面

—边界位置定义

—测量的可重复性

这些因素均可影响所获得数据的可靠性和不同时间测量的可比较性。渴望不同代的同一类型影像设备所检测的结果是可延续性的。为了实现这一目标,该设备需要固定偏差和可以比较不同代设备的不准确性指标。如果不考虑这些可变因素,微小的变化可能不能被发现,稳定的结构测量可能被归为进展变化。

不同代设备的过度可以被视作为连续的,如 HRT1 和 HRT2 到 HRT3 的换代。然而，GDx-VCC、GDx-ECC 或 PRO 在 GDx 测量中不是通用的，相似的是时域 OCT 和谱域 OCT 的测量也不是通用和可互换的。

需要建立一种转换比例以便比较有固定偏差和（或）可比较的不精确性的跨代检测设备测量的结果。在所有其他情况下，新一代的设备也需要建立新的基线测量。

参考文献

Confocal Scanning Laser Ophthalmoscopy:
1. Gabriele ML, Wollstein G, Bilonick RA, Burgansky-Eliash Z, Ishikawa H, Kagemann LE, Schuman JS. Comparison of parameters from Heidelberg Retina Tomographs 2 and 3. Ophthalmology 2008; 115: 673-677.
2. Balasubramanian M, Bowd C, Weinreb RN, Zangwill LM. Agreement between Heidelberg Retina Tomograph-I and -II in detecting glaucomatous changes using topographic change analysis. Eye 2011; 25: 31-42.
Optical Coherence Tomography:
3. Kiernan DF, Hariprasad SM, Chin EK, Kiernan CL, Rago J, Mieler WF. Prospective comparison of cirrus and stratus optical coherence tomography for quantifying retinal thickness. Am J Ophthalmol 2009; 147: 267-275.
4. Han IC, Jaffe GJ. Comparison of spectral- and time-domain optical coherence tomography for retinal thickness measurements in healthy and diseased eyes. Am J Ophthalmol 2009; 147: 847-858.
5. Sung KR, Kim DY, Park SB, Kook MS. Comparison of retinal nerve fiber layer thickness measured by Cirrus HD and Stratus optical coherence tomography. Ophthalmology 2009; 116: 1264-1270.
6. Huang J, Liu X, Wu Z, Xiao H, Dustin L, Sadda S. Macular thickness measurements in normal eyes with time-domain and Fourier-domain optical coherence tomography. Retina 2009; 29: 980-987.
7. Grover S, Murthy RK, Brar VS, Chalam KV. Comparison of retinal thickness in normal eyes using Stratus and Spectralis optical coherence tomography. Invest Ophthalmol Vis Sci 2010; 51: 2644-2647.
Scanning Laser Polarimetry:
8. Reus NJ, Zhou Q, Lemij HG. Enhanced imaging algorithm for scanning laser polarimetry with variable corneal compensation. Invest Ophthalmol Vis Sci 2006; 47: 3870-3877.
9. Sehi M, Guaqueta DC, Feuer WJ, Greenfield DS; Advanced Imaging in Glaucoma Study Group. Scanning laser polarimetry with variable and enhanced corneal compensation in normal and glaucomatous eyes. Am J Ophthalmol 2007; 143: 272-279.
10. Bowd C, Tavares IM, Medeiros FA, Zangwill LM, Sample PA, Weinreb RN. Retinal nerve fiber layer thickness and visual sensitivity using scanning laser polarimetry with variable and enhanced corneal compensation. Ophthalmology 2007; 114: 1259-1265.

2.5.4　临床试验中结构检测的终点

Christopher Leung

在主要的眼科和视觉科学会议包括 2010 年世界青光眼协会的共识大会（药物治疗：未满足需求）和 2010 年的国家眼科研究所／食品和药物管理局青光眼临床试验设计和终点研讨会中，对于评估青光眼治疗临床试验需要一个新的终结点得到过广泛讨论。广泛认识到在临床药物试验中，通过数字影像技术进行结构参数测量迫切需要有一个终结点。监管机构考虑到结构变化是作为评估青光眼神经保护治疗的结果、只有在有证据支持新的检测结果可以在临床上预测患者的功能改变[1]。为了制定有效的终点，关键是需要结构进展可以预测到视野损害的进展。

最近有两项研究表明用立体照相技术[2]检测视乳头进展和共聚焦扫描激光检眼镜（CSLO）[3]可预测视野丢失进展。Medeiros 等的纵向研究发现，通过立体照相鉴定的视乳头损害进展是一个很强的预测信号，在青光眼可疑患者有25.8%（95% 可信区间：16～14.7）可进展到青光眼视野损害[2]。在 Chuahan 等对开角型青光眼患者随访研究中发现，有视野损害进展的三倍于通过地形变化分析确定的视乳头损害进展[3]。这些研究结果提供的证据证明视乳头损害进展能预测之后的视功能丢失。在临床试验中，对结构变化的评估可作为检测青光眼进展的一种有效方法。

参考文献

1. Weinreb RN, Kaufman PL. The glaucoma research community and FDA look to the future: a report from the NEI/FDA CDER Glaucoma Clinical Trial Design and Endpoints Symposium. Invest Ophthalmol Vis Sci 2009; 50: 1497-1505.
2. Medeiros FA, Alencar LM, Zangwill LM, et al. Prediction of functional loss in glaucoma from progressive optic disc damage. Arch Ophthalmol 2009; 127: 1250-1256.
3. Chauhan BC, Nicolela MT, Artes PH. Incidence and rates of visual field progression after longitudinally measured optic disc change in glaucoma. Ophthalmology 2009; 116: 2110-2118.

（戴　超 译）

（Translated by Chao DAI）

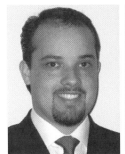 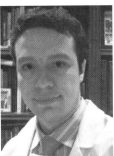 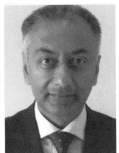

Felipe A. Medeiros   Gustavo de Moraes   Balwantray Chauhan

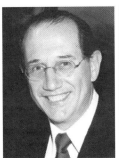 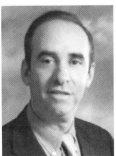

Remo Susanna   Jeffrey M. Liebmann

第3章 结构和功能

Felipe A. Medeiros，Gustavo de Moraes，Balwantray Chauhan，Remo Susanna and Jeffrey M. Liebmann

章节主编：Felipe A. Medeiros
联合主编：Balwantray Chauhan，Jeffrey M. Liebmann
编著者：Alfonso Anton，Felipe A. Medeiros，Chris Bowd，Gustavo de Moraes，Balwantray Chauhan，Jeffrey M. Liebmann，Anne Coleman，David F. Garway-Heath，Francisco Goni，David Greenfield，Michael Kook，Remo Susanna

共识观点

1. 应将评估视神经结构及其功能相结合来判断青光眼进程。

2. 目前，尚无一种检查方法可用作检测青光眼病相关结构及功能改变的金标准。

3. 由功能检查发现的病情进展常不能通过结构检查来确证，反之亦然。

注释：这是由检查分析存在本身的缺陷，个体差异，以及结构和功能的相互关系所致。

4. 标准自动视野检查，作为唯一用以发现病情改变的检测手段，可能会漏诊或低估早期青光眼损害。

注释：对于可疑青光眼或视野表现正常的高眼压患者而言，视神经结构的改变（如视乳头地形图，视网膜视神经纤维层，视乳头出血，视乳头旁萎缩）可能早于视野的改变。

5. 概括地说，疾病晚期更难于发现病情的进展。

注释：视野晚期损害需要应用另外的视野检测方法（如更大的视标/黄斑策略/动态视野检查等）。

6. 有统计学意义的结构和（或）功能改变（将患者年龄及个体异质性考虑在内），不一定具有临床意义。

注释：评价对病人处理的临床意义时，必须考虑其他危险因素及在有生之年视功能障碍的危险性。

7. 青光眼的进行性结构改变一般可以预测功能损害的发生与发展，但不总是如此。

注释：预测的准确性取决于评估结构或功能改变的检查方法。

8. 通过一种以上检查方法来证实青光眼进展，比反复使用同一种方法更为有效和快捷。

注释：证实青光眼性病变的例子，包括结构与功能改变（如：视神经的结构改变以及与它相一致的功能改变）。

9. 为提高青光眼进展的确诊率，检查结果必须有较好的重复性和准确性以便得到有价值的信息。

注释：尽管辅助检查有助于疾病诊断，但仍应避免过多的检查，以免引起不必要的花费。

10. 在评估青光眼结构和（或）功能改变的临床意义时，应将预期寿命考虑在内。

11. 青光眼相关结构和（或）功能检查应贯穿疾病全程。

前言

青光眼是一种进行性视神经疾病，根据疾病的发生和发展分为眼压依赖性和非眼压依赖性两大类。视神经损害会引起视功能损害，后者通常于自动视野检测仪检查时发现。尽管患者基因型和表现型的多样性，降低眼内压被证明可以延迟或防止病情进一步恶化，同时也是目前可采用的唯一可干预危险因素的治疗方法。因为青光眼治疗的主要目标是阻止或减缓疾病进展，这就要求临床医生不仅可以分辨具有疾病进展高风险的患者，更重要的是能发现和客观检测出疾病的进展。理论上，青光眼患者疾病都会进展，虽然其速率各不相同，但疾病进展及其速率的改变是指导临床治疗和干预的最客观参数。

青光眼结构与功能的相互关系及其在检测病情变化中的应用

青光眼的视神经病变以盘沿进行性凹陷、变窄和视网膜神经纤维层缺失为特征[1]。这些结构的改变通常会伴有功能的丢失，最终视功能受损引起生活质量显著下降。尽管青光眼结构和功能损害存在确凿的相关性，但二者之间准确的联系以及随时间推移这种联系的演变仍不明确[2~5]。

绝大多数有关结构和功能相关性的研究仅采用横断面数据来推断患者真实的纵向病情变化[6~17]。在这些研究中，将不同成像技术（如共焦激光断层扫描检眼镜（CSLO）、光学相干断层扫描（OCT）、偏振激光扫描仪（SLP））检测的定量的结构结果与心理物理检查（如标准自动视野检测（SAP））获取的结果相比较，二者的相关度亦不同。关于究竟哪一种数学模型可以更好地描述青光眼结构和功能的相关性尚未达成共识[3~5, 13, 18~22]。然而，若采用这些检查方法的原始标准,大多数研究表明结构和功能存在线性关系。需要强调的是视野指数通常用对数单位分贝(dB)表示。视野计的刺激强度包含很多量级,因此临床参数的标定是必要的。视野检查的刺激强度参数已经整合入标准的临床测试,其中,刺激强度通过对数转换为衰减分贝数,以获得阈值测量时的强度梯度变化过程和最终的阈值强度。一些研究者认为上述标准可能会人为地建立青光眼结构和功能测量值的关系[13, 23~25]。对数标度的使用可能会导致在低分贝数时出现明显的视野改变,而高分贝数时视野改变反而减少。因此,出现了在结构损害早期视觉功能改变不明显的现象,给我们留下结构性改变发生在先的印象。比如,青光眼视网膜神经节细胞(retinal ganglion cell,RGC)呈线性速率丢失,若在100%(正常)到90%(早期损害)范围内,每丢失10% RGCs则对应的对数指标丢失约0.5dB($10 \times \log_{10}1 \sim 10 \times \log_{10}0.9$)。由于年龄预期视野敏感度为30dB,故0.5dB只代表敏感度改变了1.67%(0.5/30)。然而在疾病的中晚期,存活细胞减少到50%到40%时,同样是丢失10% RGCs,但是它代表敏感度约丢失1dB($10 \times \log_{10}0.5 \sim 10 \times \log_{10}0.4$)(以对数分级)或丢失3.3%(1/30)(以百分分级)。综上,青光眼晚期较疾病早期而言,相同的结构改变对应更大比例的视功能缺失。对于早期进展性青光眼来说,由于个体差异性,视功能的细小改变尚难被察觉,所以处于以上病程的患者往往表现为结构进展快于视野改变。以上结论已被一些青光眼结构和功能相关性研究所证实。

评估疾病进展时,参数差异可有助于解释不同结构和功能检测方法的结果差异。基于结构和功能相关性,目前临床可用的检测方法的一致性差异是难以避免的,但这并不一定是某种检查方法有失准确性造成的。尽管评估青光眼进展时获得的结构和功能检查结果存在差异,但这些检查所显示的改变仍可为患者的预后提供重要的信息。视野改变的临床重要性毋庸置疑,研究证明,即便是标准自动视野仪测得的早期视野改变可能已影响了视觉相关的生活质量[26]。最新研究还表明青光眼的结构检查可预示其视功能缺失,详见下文。

青光眼的结构改变预示功能缺失

以往调查研究表明结构基线检查方法的横断面研究,无论是立体相片的专业评估还是客观成像方法,均可以预测青光眼疑似患者视野丢失的发展,这对于青光眼早期诊断尤为重要[27~33]。然而,这些研究结果普遍表明横断面的结构检查结果预测个体视觉功能改变的准确性较低。这可能是由于视神经的形态个体差异大,导致在某一孤立时间点难以识别疾病的早期信号。长期随访视神经的改变,或许能更准确地证实青光眼的结构损害,同时利于与功能改变建立更好的关联。

Medeiros 等 [34] 的最近研究显示青光眼的视乳头改变可高度预测视觉功能损害的发展。该作者对 407 位青光眼疑似患者的 639 只眼进行随访观察了平均8 年，随访过程中发现，立体照相显示视乳头进行性改变的患者发生视野缺失的可能性比对照组高约 26 倍（危险率：25.8；95% 可信区间：16.0～41.7）。视乳头进展是疾病转归最为重要的预测指标，它的 R^2 值为 79%，高于青光眼发展有关的任何其他危险因素（如 IOP 和角膜厚度）。这就不足为奇，我们将结构恶化视为疾病本身的表现，而不是疾病的一个危险因素。

此外，Chauhan 等 [35] 在 81 位青光眼患者的队列研究中，评估由海德堡视网膜断层成像（Heidelberg Engineering GmbH，Dossenheim，Germany）中的地形变化分析（Topographic Change Analysis，TCA）软件获得的进行性视乳头改变，是否可以预测视功能的丢失。在 TCA 众多评估标准中，本文作者发现阳性似乎比为 3.02 的一个保守标准可以有效预测视功能的恶变。

虽然传统观念认为 IOP 是青光眼临床研究的终点，但实际上它是疾病疗效的不全面评价指标。一些患者即使维持低 IOP 却仍有病情进展，而有些患者持续高 IOP 却病情平稳 [36~38]。进一步说，IOP 不是青光眼治疗方法相关临床研究的合适终点，一些治疗方法尚待发掘，如神经保护治疗。视野成为青光眼研究的唯一终点，但其受到潜在的限制，如所需样本量大 / 随访时间长 / 结果差异性和确定视野进展不同检查结果不一致等 [39]。进行性视乳头损害，一个视功能受损进展的有效评价指标，可作为青光眼临床研究的终点。该指标具有很多优点，如在样本量较少时可快速获取准确的终点样本量，使试验周期更短以及花费更少。值得一提的是，Medeiros 等和 Chanhan 等均发现，一些患者尽管未检测到视乳头改变却存在视野进展。因此，在青光眼进展研究中，结构终点和功能终点缺一不可。

结构和功能检查相结合综合评估青光眼进展

在评估青光眼进展时，结构和功能的检查结果不相符合，可能与以下因素有关：应用不同的计算公式进行评估，随时间推移测量方法的差异，评估结构和功能时的所用标度不同 [40~50]。无论原因是什么，与单一的检查相比，将结构和功能检查相结合更有利于发现疾病的进展。

青光眼的理想检测方法应不仅可预测病情是否有进展可能，还可以估算恶化的速率。对于大多数青光眼患者而言，只要随访足够长的时间都会找到疾病进展的一些证据，但是不同个体的病情恶化速率差异性很大 [51~55]。尽管大多数患者病情进展相对缓慢，但有些患者迅速恶化，后者若没有得到合适的临床干预最终会导致失明或实质性功能损害。为了确定这些检测方法在监测疾病时的相对效用，阐明结构和功能的纵向关系以及随病情进展各自检测指标的变化速率是必要的。

一些方法可能被用于联合结构和功能信息以期发现疾病进展。Medeiros 等 [56] 提出利用贝叶斯统计建立纵向改变的联合模型，目的在于使结构和功能检查相结合。该方法通过一个由两项纵向结果组成的联立模型来减少测量误差影响，从而使发现结构和功能潜在联系的特征成为可能。对于组成联合建模的两项检查结果来说，一项检查结果会影响另一项的推论。比如，若单一分析视野的数据得出视野改变不具有统计学意义，而若将同一眼结构改变考虑在内时，该视野改变极具重要性。Medeiros 等 [56] 应用 SAP 和偏振激光扫描仪对 257 位患者的 434 只眼随访平均四年，发现能明显改善青光眼病情进展的诊治和病情变化率的评估。

一些研究试图量化结构和功能测量值的差异以及更好地了解二者之间的关系特征。在一项最新的研究中，Zhu 等人 [57] 提出根据偏振激光扫描仪获得的视网膜神经节细胞层结构缺失来预测功能的损害。这种方法既使 RNFL 测得的地形图与视野定位之间产生了临床联系，又使通过结构检查预测视野敏感度成为可能。此外，此法还可评估同一区域的结构及其功能检查结果，这可能有助于二者结合评估青光眼疾病进展。

参考文献

1. Jonas JB, Budde WM, Panda-Jonas S. Ophthalmoscopic evaluation of the optic nerve head. Surv Ophthalmol 1999; 43: 293-320.
2. Girkin CA. Relationship between structure of optic nerve/nerve fiber layer and functional measurements in glaucoma. Curr Opin Ophthalmol 2004; 15: 96-101.
3. Johnson CA, Cioffi GA, Liebmann JR, Sample PA, Zangwill LM, Weinreb RN. The relationship between structural and functional alterations in glaucoma: a review. Semin Ophthalmol 2000; 15: 221-233.
4. Anderson RS. The psychophysics of glaucoma: improving the structure/function relationship. Prog Retin Eye Res 2006; 25: 79-97.
5. Harwerth RS, Carter-Dawson L, Smith EL, 3rd, Crawford ML. Scaling the structure-function relationship for clinical perimetry. Acta Ophthalmol Scand 2005; 83: 448-455.
6. Caprioli J, Miller JM. Correlation of structure and function in glaucoma. Quantitative measurements of disc and field. Ophthalmology 1988; 95: 723-727.
7. Mai TA, Reus NJ, Lemij HG. Structure-function relationship is stronger with enhanced corneal compensation than with variable corneal compensation in scanning laser polarimetry. Invest Ophthalmol Vis Sci 2007; 48: 1651-1658.
8. Ajtony C, Balla Z, Somoskeoy S, Kovacs B. Relationship between visual field sensitivity and retinal nerve fiber layer thickness as measured by optical coherence tomography. Invest Ophthalmol Vis Sci 2007; 48: 258-263.
9. Reus NJ, Lemij HG. Relationships between standard automated perimetry, HRT confocal scanning laser ophthalmoscopy, and GDx VCC scanning laser polarimetry. Invest Ophthalmol Vis Sci 2005; 46: 4182-4188.
10. Schlottmann PG, De Cilla S, Greenfield DS, Caprioli J, Garway-Heath DF. Relationship

between visual field sensitivity and retinal nerve fiber layer thickness as measured by scanning laser polarimetry. Invest Ophthalmol Vis Sci 2004; 45: 1823-1829.

11. Bowd C, Tavares IM, Medeiros FA, Zangwill LM, Sample PA, Weinreb RN. Retinal nerve fiber layer thickness and visual sensitivity using scanning laser polarimetry with variable and enhanced corneal compensation. Ophthalmology 2007; 114: 1259-1265.

12. El Beltagi TA, Bowd C, Boden C, Amini P, Sample PA, Zangwill LM, Weinreb RN. Retinal nerve fiber layer thickness measured with optical coherence tomography is related to visual function in glaucomatous eyes. Ophthalmology 2003; 110: 2185-2191.

13. Hood DC, Kardon RH. A framework for comparing structural and functional measures of glaucomatous damage. Prog Retin Eye Res 2007; 26: 688-710.

14. Strouthidis NG, Vinciotti V, Tucker AJ, Gardiner SK, Crabb DP, Garway-Heath DF. Structure and function in glaucoma: The relationship between a functional visual field map and an anatomic retinal map. Invest Ophthalmol Vis Sci 2006; 47: 5356-5362.

15. Garway-Heath DF, Holder GE, Fitzke FW, Hitchings RA. Relationship between electrophysiological, psychophysical, and anatomical measurements in glaucoma. Invest Ophthalmol Vis Sci 2002; 43: 2213-2220.

16. Wollstein G, Schuman JS, Price LL, Aydin A, Beaton SA, Stark PC, Fujimoto JG, Ishikawa H. Optical coherence tomography (OCT) macular and peripapillary retinal nerve fiber layer measurements and automated visual fields. Am J Ophthalmol 2004; 138: 218-225.

17. Medeiros FA, Zangwill LM, Bowd C, Weinreb RN. Comparison of the GDx VCC scanning laser polarimeter, HRT II confocal scanning laser ophthalmoscope, and stratus OCT optical coherence tomograph for the detection of glaucoma. Arch Ophthalmol 2004; 122: 827-837.

18. Bowd C, Zangwill LM, Medeiros FA, Tavares IM, Hoffmann EM, Bourne RR, Sample PA, Weinreb RN. Structure-function relationships using confocal scanning laser ophthalmoscopy, optical coherence tomography, and scanning laser polarimetry. Invest Ophthalmol Vis Sci 2006; 47: 2889-2895.

19. Harwerth RS, Quigley HA. Visual field defects and retinal ganglion cell losses in patients with glaucoma. Arch Ophthalmol 2006; 124: 853-859.

20. Leung CK, Chong KK, Chan WM, Yiu CK, Tso MY, Woo J, Tsang MK, Tse KK, Yung WH. Comparative study of retinal nerve fiber layer measurement by StratusOCT and GDx VCC, II: structure/function regression analysis in glaucoma. Invest Ophthalmol Vis Sci 2005; 46: 3702-3711.

21. Racette L, Medeiros FA, Bowd C, Zangwill LM, Weinreb RN, Sample PA. The impact of the perimetric measurement scale, sample composition, and statistical method on the structure-function relationship in glaucoma. J Glaucoma 2007; 16: 676-684.

22. Harwerth RS, Wheat JL, Fredette MJ, Anderson DR. Linking structure and function in glaucoma. Prog Retin Eye Res 2010; 29: 249-271.

23. Garway-Heath DF, Caprioli J, Fitzke FW, Hitchings RA. Scaling the hill of vision: the physiological relationship between light sensitivity and ganglion cell numbers. Invest Ophthalmol Vis Sci 2000; 41: 1774-1782.

24. Harwerth RS, Carter-Dawson L, Smith EL, 3rd, Barnes G, Holt WF, Crawford ML. Neural losses correlated with visual losses in clinical perimetry. Invest Ophthalmol Vis Sci 2004; 45: 3152-3160.

25. Swanson WH, Felius J, Pan F. Perimetric defects and ganglion cell damage: interpreting linear relations using a two-stage neural model. Invest Ophthalmol Vis Sci 2004; 45: 466-472.

26. McKean-Cowdin R, Wang Y, Wu J, Azen SP, Varma R. Impact of visual field loss on health-related quality of life in glaucoma: the Los Angeles Latino Eye Study. Ophthalmology 2008; 115: 941-948 e941.

27. Lalezary M, Medeiros FA, Weinreb RN, Bowd C, Sample PA, Tavares IM, Tafreshi A, Zangwill LM. Baseline optical coherence tomography predicts the development of glauco-

matous change in glaucoma suspects. Am J Ophthalmol 2006; 142: 576-582.

28. Medeiros FA, Weinreb RN, Sample PA, Gomi CF, Bowd C, Crowston JG, Zangwill LM. Validation of a predictive model to estimate the risk of conversion from ocular hypertension to glaucoma. Arch Ophthalmol 2005; 123: 1351-1360.

29. Zangwill LM, Weinreb RN, Beiser JA, Berry CC, Cioffi GA, Coleman AL, Trick G, Liebmann JM, Brandt JD, Piltz-Seymour JR, Dirkes KA, Vega S, Kass MA, Gordon MO. Baseline topographic optic disc measurements are associated with the development of primary open-angle glaucoma: the Confocal Scanning Laser Ophthalmoscopy Ancillary Study to the Ocular Hypertension Treatment Study. Arch Ophthalmol 2005; 123: 1188-1197.

30. Mohammadi K, Bowd C, Weinreb RN, Medeiros FA, Sample PA, Zangwill LM. Retinal nerve fiber layer thickness measurements with scanning laser polarimetry predict glaucomatous visual field loss. Am J Ophthalmol 2004; 138: 592-601.

31. Alencar LM, Bowd C, Weinreb RN, Zangwill LM, Sample PA, Medeiros FA. Comparison of HRT-3 glaucoma probability score and subjective stereophotograph assessment for prediction of progression in glaucoma. Invest Ophthalmol Vis Sci 2008; 49: 1898-1906.

32. Medeiros FA, Doshi R, Zangwill LM, Vasile C, Weinreb RN. Long-term variability of GDx VCC retinal nerve fiber layer thickness measurements. J Glaucoma 2007; 16: 277-281.

33. Gordon MO, Torri V, Miglior S, Beiser JA, Floriani I, Miller JP, Gao F, Adamsons I, Poli D, D'Agostino RB, Kass MA. Validated prediction model for the development of primary open-angle glaucoma in individuals with ocular hypertension. Ophthalmology 2007; 114: 10-19.

34. Medeiros FA, Alencar LM, Zangwill LM, Bowd C, Sample PA, Weinreb RN. Prediction of functional loss in glaucoma from progressive optic disc damage. Arch Ophthalmol 2009; 127: 1250-1256.

35. Chauhan BC, Nicolela MT, Artes PH. Incidence and Rates of Visual Field Progression after Longitudinally Measured Optic Disc Change in Glaucoma. Ophthalmology 2009; 116: 2110-2118.

36. Kass MA, Heuer DK, Higginbotham EJ, Johnson CA, Keltner JL, Miller JP, Parrish RK, 2nd, Wilson MR, Gordon MO. The Ocular Hypertension Treatment Study: a randomized trial determines that topical ocular hypotensive medication delays or prevents the onset of primary open-angle glaucoma. Arch Ophthalmol 2002; 120: 701-713; discussion 829-730.

37. Drance SM. The Collaborative Normal-Tension Glaucoma Study and some of its lessons. Can J Ophthalmol 1999; 34: 1-6.

38. Miglior S, Zeyen T, Pfeiffer N, Cunha-Vaz J, Torri V, Adamsons I. Results of the European Glaucoma Prevention Study. Ophthalmology 2005; 112: 366-375.

39. Katz J, Congdon N, Friedman DS. Methodological variations in estimating apparent progressive visual field loss in clinical trials of glaucoma treatment. Arch Ophthalmol 1999; 117: 1137-1142.

40. Artes PH, Chauhan BC. Longitudinal changes in the visual field and optic disc in glaucoma. Prog Retin Eye Res 2005; 24: 333-354.

41. Chauhan BC, Hutchison DM, Artes PH, Caprioli J, Jonas JB, LeBlanc RP, Nicolela MT. Optic disc progression in glaucoma: comparison of confocal scanning laser tomography to optic disc photographs in a prospective study. Invest Ophthalmol Vis Sci 2009; 50: 1682-1691.

42. Vesti E, Johnson CA, Chauhan BC. Comparison of different methods for detecting glaucomatous visual field progression. Invest Ophthalmol Vis Sci 2003; 44: 3873-3879.

43. Chauhan BC, McCormick TA, Nicolela MT, LeBlanc RP. Optic disc and visual field changes in a prospective longitudinal study of patients with glaucoma: comparison of scanning laser tomography with conventional perimetry and optic disc photography. Arch Ophthalmol 2001; 119: 1492-1499.

44. Xin D, Greenstein VC, Ritch R, Liebmann JM, De Moraes CG, Hood DC. A Comparison of Functional and Structural Measures for Identifying Progression of Glaucoma. Invest

Ophthalmol Vis Sci 2011; 52: 519-526.

45. Alencar LM, Zangwill LM, Weinreb RN, Bowd C, Vizzeri G, Sample PA, Susanna R, Jr., Medeiros FA. Agreement for detecting glaucoma progression with the GDx guided progression analysis, automated perimetry, and optic disc photography. Ophthalmology 2010; 117: 462-470.

46. Medeiros FA, Zangwill LM, Alencar LM, Bowd C, Sample PA, Susanna R, Jr., Weinreb RN. Detection of glaucoma progression with stratus OCT retinal nerve fiber layer, optic nerve head, and macular thickness measurements. Invest Ophthalmol Vis Sci 2009; 50: 5741-5748.

47. Leung CK, Cheung CY, Weinreb RN, Qiu K, Liu S, Li H, Xu G, Fan N, Pang CP, Tse KK, Lam DS. Evaluation of retinal nerve fiber layer progression in glaucoma: a study on optical coherence tomography guided progression analysis. Invest Ophthalmol Vis Sci 2010; 51: 217-222.

48. Strouthidis NG, White ET, Owen VM, Ho TA, Hammond CJ, Garway-Heath DF. Factors affecting the test-retest variability of Heidelberg retina tomograph and Heidelberg retina tomograph II measurements. Br J Ophthalmol 2005; 89: 1427-1432.

49. Medeiros FA, Alencar LM, Zangwill LM, Sample PA, Susanna R, Jr., Weinreb RN. Impact of atypical retardation patterns on detection of glaucoma progression using the GDx with variable corneal compensation. Am J Ophthalmol 2009; 148: 155-163 e151.

50. Grewal DS, Sehi M, Greenfield DS. Detecting glaucomatous progression using GDx with variable and enhanced corneal compensation using Guided Progression Analysis. Br J Ophthalmol 2011; 95: 502-508.

51. Weinreb RN, Khaw PT. Primary open-angle glaucoma. Lancet 2004; 363: 1711-1720.

52. Anderson DR, Drance SM, Schulzer M. Natural history of normal-tension glaucoma. Ophthalmology 2001; 108: 247-253.

53. Medeiros FA, Alencar LM, Zangwill LM, Sample PA, Weinreb RN. The Relationship between intraocular pressure and progressive retinal nerve fiber layer loss in glaucoma. Ophthalmology 2009; 116: 1125-1133 e1121-1123.

54. Heijl A, Bengtsson B, Hyman L, Leske MC. Natural history of open-angle glaucoma. Ophthalmology 2009; 116: 2271-2276.

55. Medeiros FA, Zangwill LM, Alencar LM, Sample PA, Weinreb RN. Rates of progressive retinal nerve fiber layer loss in glaucoma measured by scanning laser polarimetry. Am J Ophthalmol 2010; 149: 908-915.

56. Medeiros FA, Leite MT, Zangwill LM, Weinreb RN. Combining Structural and Functional Measurements to Improve Detection of Glaucoma Progression using Bayesian Hierarchical Models. Invest Ophthalmol Vis Sci 2011; 52: 5794-5803.

57. Zhu H, Crabb DP, Fredette MJ, Anderson DR, Garway-Heath DF. Quantifying Discordance Between Structure and Function Measurements in the Clinical Assessment of Glaucoma. Arch Ophthalmol May 9 2011 (e-pub ahead of print).

（才　瑜　译）

（Translated by Yu CAI）

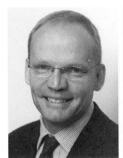 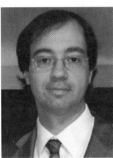 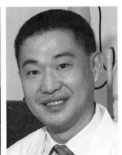

Jonathan G. Crowston   S. Fabian Lerner   Mingguang He

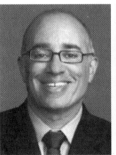 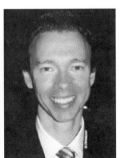

Kuldev Singh   Paul Healey

第4章 危险因素

Jonathan G. Crowston，S. Fabian Lerner，Mingguang He，Kuldev Singh，Paul Healey

章节主编：Jonathan G. Crowston
联合主编：Mingguang He，S. Fabian Lerner，Kuldev Singh
编著者：Tin Aung，Boel Bengtsson，Augusto Blanco-Azuaro，Eytan Blumenthal，James Brandt，Donald Budenz，Balwantray Chauhan，Anne Coleman，Tanuj Dada，David Friedman，Alon Harris，Curt Hartleben，Paul Healey，Jost Jonas，Malik Kahook，Chris Leung，Felix Li，Shan Lin，Eugenio Maul，Winnie Nolan，Ki-Ho Park，Lisandro Sakata，Chandra Sekhar，Ningli Wang，Roy Wilson

共识观点

1. 在所有青光眼或者可疑具有青光眼危险因素的患者中，青光眼进展的危险因素应该被明确。

2. 青光眼临床危险因素评估有两个作用，可以提供(a)预后信息；和(b)为疾病治疗提供依据。

注释：尽管我们希望得到明确的因果关系证据，但是临床医学的务实性允许我们在临床治疗中使用不同证据质量的危险因素，甚至是临床体征。

3. 在临床治疗中危险因素的使用应该考虑到：(a)疾病进展危险因素的强度；和(b)减少危险因素的实用性和潜在的危害。

4. 高眼压本身是青光眼的强危险因素，青光眼进展的速率取决于存不存在其他的危险因素。

注释：在 OHT 患者的治疗中，考虑这些危险因素是临床决策的关键。

注释：OHT 危险因素评估帮助我们决定降眼压药物的个体需要，以及随访的频率。

5. 风险计算器提供了一种用于量化在研究中有相似基线特征的合适个体的青光眼进展风险的手段。

注释：在临床实践中这些风险计算器的使用还有待确定。

6. 平均眼压高是青光眼进展的强危险因素。

注释：需要更多的研究来评估其他的眼压参数在青光眼进展危险因素中所起的作用。

7. 较薄的中央角膜厚度在较高的眼压基线的患者中是进展的危险因素。

8．剥脱综合征是进展的独立危险因素。

9．盘沿出血、年龄大和眼部低灌注压是进展的危险因素。

注释：低血压和青光眼进展的危险因素的关系是复杂的。

10．尽管评估个体患者的进展风险根据完整的大量的临床试验，但是这种评估在临床实践中变化很大。

11．疾病早期到中期比中期到晚期有更多关于进展的危险因素重要性的信息。

注释：几乎没有充分有力的研究可以前瞻性的评估青光眼导致失明的危险因素。

12．在青光眼不同阶段，进展危险因素的相对重要性可能是不同的。

注释：许多危险因素在青光眼早期到中期可能没有显示出是进展的重要预警，但可能在中期到晚期变的相对更为重要，反之亦然。

13．需要纵向评估青光眼功能性视野缺损和失明的危险因素的研究。

未来方向

- 关于青光眼进展和功能性视野缺损的不同危险因素的重要性的有用信息可能通过电子健康档案的途径获得。
- 需要进行关于闭角型青光眼进展的危险因素的纵向研究。

1. 定义

（对进展而言）危险因素定义为："一个与增加疾病进展速度有关的因素，不能完全解释为相关因素（混杂因素）或者一个不适当比较（偏倚）。"

当一个危险因素被证明直接导致疾病的进展，它即为因果关系的危险因素。

因果关系危险因素必须具备：

1．除外（尽最大可能）偏倚和混杂因素（通常许多高质量、组织妥善的独立研究会有相似的危险关联）。

2．鉴别危险因素和疾病间似是而非的生物关联（通常通过理解疾病的细胞机制）。

3．显示在没有暴露在危险因素中的人群疾病进展减少（通常通过随机对照介入试验或者流行病学队列研究）。

不是因果关系的危险因素可能是真正因果关系危险因素的替代，或者是因果关系通路上的一个附带现象。虽然这些危险因素可能依旧在评估进展危险中起到作用，但他们的直接减少不能导致疾病进展的减少。

归因危险度

因果关系危险因素产生的影响（和消除这个危险因素而产生的影响）被称为它的归因危险度。归因危险度分为两种：暴露个体归因危险度，即测量对暴露在危险因素中的个体的影响，和人群归因危险度，即在社会中测量其影响。

暴露个体归因危险度（Attributable risk among exposed，ARE）定义为"在暴露于危险因素的团体中，由于这个危险因素而导致的疾病进展的比例。"

人群归因危险度（Population attributable risk，PAR）定义为"由于一个特定的危险因素导致的全部人群疾病进展的比例"。

通过三个标准评估危险因素：
1. 作为危险因素证据的强度；
2. 依据青光眼的进展，危险因素本身的强度；
3. 改变这个危险因素的能力和改变后对疾病的影响。

2. 在正常眼及高眼压眼中发展为青光眼的危险因素

全球危险因素的评估在指引临床医生对有发展为青光眼高危因素的个体进行治疗决策中起关键作用。通过纵向的人群研究已经得出正常眼中青光眼危险因素的数据；尤其是鹿特丹眼科研究[1]（Rotterdam Eye Study，RES，主要为欧洲人），巴巴多斯眼科疾病发生率研究[2]（The Barbados Incidence Study of Eye Disease，BISED，主要为非洲人）和墨尔本视觉损害研究[3]（Melbourne Visual Impairment Study，MVIP，主要为欧洲人）。相反，高眼压转化成青光眼的危险因素的数据主要来自于两个大型前瞻性随机干预性研究，高眼压治疗研究[4]和欧洲预防青光眼研究[5]。这些都包含在 Coleman 和 Miglior 所写的优秀的综述中（Surv Ophthalmol 2008）[6]。

表1 在OHT患者中，通过整合OHTS/EGPS模型建立5年OAG发展风险*

	危害比（95%CI）
年龄（每十年）	1.26（1.06～1.50）
基线眼压	1.09（1.03～1.17）
CCT（每变薄40微米）	2.04（1.70～2.45）
垂直C/D（每变大0.1）	1.19（1.09～1.31）
模式标准差（每增大0.2dB）	1.13（1.04～1.24）

* 这些数据适用于符合两个研究入选标准的个体，可能不能外推到不符合标准的个体。（由Coleman 等人修改[6]）

这些研究得出的危害比（在特定时间中一个新事件发生的风险）为创造算法或者风险计算器提供资料，这可以帮助确定特定病人进展的整体风险。最近的从 OHTS 和 EGPS 中整合的数据，这些数据可以从网上获得 [7]。但是这些在临床实践中的使用还有待确定（http://ohts.wustl.edu/risk/calculator.html）。

正常眼中进展的危险因素

如上所述，纵向人群研究已经得出危险因素使既往健康和没有高眼压的眼易得青光眼的证据。在研究中，年龄大和基线眼压高始终是开角型青光眼的强危险因素。40 至 49 岁受试者中，明确的 OAG 的发病率为 0%，在 80 岁及以上受试者中其发病率增加至 4.1%[3]。在 RES 中，75 岁以上的双眼开角型青光眼是 75 岁以下的 5 倍 [1]。在 MVIP、RES 及 BISED 研究中，眼压较平均眼压每增加 1mmHg 或以上，发生 POAG 的风险增加 10%～14%[6]。

表 2 在基于人群的纵向研究中青光眼的相对危险因素（来自：Coleman 等人 [6]）

以人群为基础的纵向研究中发展为开角型青光眼的危险因素（相对风险 95% 可信区间）		
	BISED（9 年发病率）	RES（6.5 年发病率）	VIP "可疑 OAG"（5 年发病率）
年龄（每个 order year）	1.04（1.03～1.05）	1.06（1.02～1.09）	—
基线年龄 50～59 岁	—	—	n.s.- 多变量分析 2.0（0.21～19.5）
基线年龄 60～69 岁	—	—	8.4（1.1～66.6）
基线年龄 70～79 岁	—	—	12.2（1.5～103）
基线年龄≥80 岁	—	—	n.s.- 多变量分析 8.6（0.63～116）
OAG 家族史	2.4（1.3～4.6）	—	n.s.- 多变量分析 1.1（0.29～4.0）
IOP（每 mmHg）	1.12（1.08～1.16）	1.14（1.08～1.21）	1.10（1.04～1.20）
CCT（每变薄 40mm）	1.41（1.01～1.96）	—	—
眼部 MPP（＜40mmHg）	2.6（1.4～4.6）	—	—
SBP（每 10mmHg）	0.91（0.84～1.0）	—	—
糖尿病	n.s.- 调整年龄后 1.2（0.7～1.8）	n.s.- 多变量分析 0.65（0.25～1.64）	n.s. 没有报道 RR
钙通道拮抗剂	—	1.9（1.1～3.3）	—
A 阻滞剂	—	—	4.8（2.0～63.3）
C/D 比＞0.7	—	—	11.0（4.6～26.8）
PEX	—	—	11.2（2.0～63.3）

BISED = 巴巴多斯眼科疾病发生率研究；RES = 鹿特丹眼科研究；VIP = 视觉损害研究；OAG = 开角型青光眼；IOP = 眼内压；CCT = 中央角膜厚度；MPP = 平均眼内灌注压力；SBP = 收缩期血压；PEX = 剥脱综合征

一些研究,但并不是所有研究,证明其他一些危险因素与新发的 POAG 明确相关。包括明确的家族史、中央角膜厚度较薄和眼部低灌注压(BISED),假性囊剥脱和使用 α 激动剂(MVIP)及钙通道阻滞剂治疗高血压(RES)。研究之间的差异可能反映了在这些研究中相对较少的新发病例。

OHT 患者发展为 OAG 的危险因素

"高眼压症的进展"指的是比人群平均眼压高 2SD 的眼,从没有青光眼结构或功能损害的体征进展为有青光眼结构或功能损害的证据。尽管降低眼压可以显著地减少 OHT 的进展比率,但大部分 OHT 患者在最初的 5 年的时间内并没有进展(OHTS,EGPS)。因此,对于 OHT 患者需要接受治疗的决定,主要是基于危险因素的分析,目的在于治疗最有危险因青光眼而致视功能丢失的患者。

在高眼压症治疗研究中,眼压升高、年龄增加和盘沿出血是青光眼进展的重要危险因素 [4]。在欧洲青光眼预防研究(European Glaucoma Prevention Study,EGP)中,眼压升高,年龄和剥脱综合征是 OHT 转变为青光眼的重要危险因素 [5]。额外的预测因素在基线时并不是非常重要,但是在随访期间出现盘沿出血、眼压下降幅度小(在治疗过程中)和平均眼压升高,这些因素便显现出来。

IOP 变化所起的作用不是很明确。在 OHTS 和 EGPS 中,长期的 IOP 变化(在全部随访期间量化为平均 IOP 的标准差)与 POAG 没有关联。在 Sweden 的一个进一步的研究中,短期的眼压变化(眼压昼夜变化)与 OHT 进展为青光眼也没有关联 [8]。来自 San Diego 的 DIGS 队列研究也在这个基于临床的研究中研究进展的危险因素。发生转化的危险因素与每一个 OHTS 相似。另外,Medeiros 和同事也没有发现眼压长期的昼夜(24 小时)眼压变化和转化成 POAG 有正相关 [9]。

尽管中央角膜厚度薄的眼有可能进展,但是角膜厚度对压平眼压测量的影响还没有完全明确。同样,角膜厚度作为一个高眼压症进展为青光眼的独立危险因素,它所起到的作用也没有完全建立。最近的研究显示,用角膜厚度调整眼压测量值并不能改善我们预测进展的能力(Brandt 在排印中),同样,使用 Ehlers,Whitacre,Orssengo 和 Pye,Doughty 和 Kohlhaas 出版的公式用 CCT 对 IOP 进行校正,也没有改善 OHTS/EGPS 对 POAG 进展的预测模型的预测精确度(Brandt 等)。

尽管有很多证据表明,阳性家族史增加个体患青光眼的风险(RES 报道过一个有阳性家族史的 80 岁个体比对照组患青光眼的风险增加了 10 倍)。但支持家族史是青光眼的危险因素的证据非常弱,OHTS 和 EGPS 都没有发现显著的关联。在这些研究中家族史都是自我报告。这可能低估了青光眼家族史的真

实比率 [10]。尽管在 OHT 患者中缺少令人信服的家族史与进展为青光眼有关联的证据，但是在专家组中的广泛共识为：在高眼压症患者中，阳性的家族史应该被认为是发生青光眼的重要危险因素。

参考文献

1. Leske MC, Wu SY, Hennis A, Honkanen R, Nemesure B; BES Study Group. Risk factors for incident open-angle glaucoma: the Barbados Eye Studies. Ophthalmology 2008; 115: 85-93.

2. de Voogd S, Ikram MK, Wolfs RC, Jansonius NM, Hofman A, de Jong PT. Incidence of open-angle glaucoma in a general elderly population: the Rotterdam Study. Ophthalmology 2005; 112:1487-1493.

3. Mukesh BN, McCarty CA, Rait JL, Taylor HR. Five-year incidence of open-angle glaucoma: the visual impairment project. Ophthalmology 2002; 109: 1047-1051.

4. Coleman AL, Gordon MO, Beiser JA, Kass MA; Ocular Hypertension Treatment Study. Baseline risk factors for the development of primary open-angle glaucoma in the Ocular Hypertension Treatment Study. Am J Ophthalmol 2004; 138: 684-685.

5. European Glaucoma Prevention Study (EGPS) Group, Miglior S, Pfeiffer N, Torri V, Zeyen T, Cunha-Vaz J, Adamsons I. Predictive factors for open-angle glaucoma among patients with ocular hypertension in the European Glaucoma Prevention Study. Ophthalmology 2007; 114: 3-9.

6. Coleman AL, Miglior S. Risk factors for glaucoma onset and progression. Surv Ophthalmol 2008; 53 Supp 1: S3-10.

7. Ocular Hypertension Treatment Study Group; European Glaucoma Prevention Study Group, Gordon MO, Torri V, Miglior S, Beiser JA, Floriani I, Miller JP, Gao F, Adamsons I, Poli D, D'Agostino RB, Kass MA. Validated prediction model for the development of primary open-angle glaucoma in individuals with ocular hypertension. Ophthalmology 2007; 114: 10-19.

8. Bengtsson B, Leske MC, Hyman L, Heijl A; Early Manifest Glaucoma Trial Group. Fluctuation of intraocular pressure and glaucoma progression in the early manifest glaucoma trial. Ophthalmology 2007; 114: 205-209. Epub 2006 Nov 13.

9. Medeiros FA, Weinreb RN, Zangwill LM, Alencar LM, Sample PA, Vasile C, Bowd C. Long-term intraocular pressure fluctuations and risk of conversion from ocular hypertension to glaucoma. Ophthalmology 2008; 115: 934-940. Epub 2007 Oct 15.

10. McNaught AI, Allen JG, Healey DL, McCartney PJ, Coote MA, Wong TL, Craig JE, Green CM, Rait JL, Mackey DA. Accuracy and implications of a reported family history of glaucoma: experience from the Glaucoma Inheritance Study in Tasmania. Arch Ophthalmol 2000; 118: 900-904.

3. POAG 的进展

青光眼是一种进行性疾病。在 EMGT 的一个 8 年的随访中，未治疗组和治疗组分别有 76% 和 59% 有进展。

在疾病早期的治疗中，对于某一个个体患者来说进展率是不明确的。因此在这个阶段的治疗通常是根据进展的危险因素和决定疾病分期的标记（Garway-Heath）。

世界各地人口种群的进展率有很大的差异,危险因素的分析可能只能解释任何患者变异性的一小部分(Heijl)。

尽管我们不能辨别哪个患者将会进展,但是风险分析可以帮助我们解决:

—哪个患者需要密切关注

—哪些患者需要集中我们有限的资源

因此对于任何一组危险因素,有视功能丢失巨大风险的晚期患者可能需要更积极的治疗(降低 IOP)和更密切的观察。

在 EMGT 中,平均进展率为 0.9dB/ 年。只有 10% 的患者进展率超过 1.5dB/ 年。

POAG 的失明率很低,以 WHO 的标准,20 年中双眼及单眼的失明率分别只有 9% 和 27%(Olmstead County)。

POAG- 单眼 27%,双眼 9%(N = 295)。

OHT- 单眼 14%,双眼 4%(N = 114)。

OAG 进展的危险因素

过去的一年发表了一些关于开角型青光眼危险因素的研究[1]。他们当中的一部分关注于进展的危险因素[2]。

OAG 进展的危险因素的分析基于 5 个大型的多中心随机对照研究:早期青光眼治疗研究(Early Manifest Glaucoma Treatment Study,EMGTS),晚期青光眼干预研究(Advanced Glaucoma Intervention Study,AGIS),正常眼压青光眼协作研究(Collaborative Normal Tension Glaucoma Study,CNTGS),CIGTS 和加拿大青光眼研究(Canadian Glaucoma Study,CGS)[3~12]。每一个研究评估不同阶段 OAG 的不同因素。设计、方法和结果的具体细节可以在各自的出版物中找到。根据这些大型试验和其他的研究,危险因素被分为眼部的和系统的,如下所述。

表 3　青光眼进展的危险因素

分类	危险因素	支持的研究 / 评论
眼部		
眼压	基线眼压高	EMGTS[3、4]
	平均眼压高	EMGTS,AGIS,CGS[3~10]
	眼压变化大	AGIS(平均眼压低的患者)[5~7]
		EMGTS 无 [3、4、10、11]
中央角膜厚度	薄角膜	EMGTS(基线眼压高的患者)[11]
剥脱综合征	存在剥脱综合征	EMGTS[3、4、11]
双眼	存在双眼的疾病	EMGTS[3、4、11]
视乳头	视乳头出血	CNTGS[12],EMGTS[3、4、11]
视乳头	盘沿窄	Erlangen 青光眼注册[13]

续表

分类	危险因素	支持的研究/评论
视乳头	视乳头旁 β 区较大	Erlangen 青光眼注册[13]
视乳头	视神经损害进展：预测视野丢失	Erlangen 青光眼注册[13]
视野	晚期视野损害	Erlangen 青光眼注册[13]
视野	诊断时双眼半侧视野初始损害	回顾性研究[14]
系统的：		
年龄	年龄大	EMGTS, AGIS, CGS[3~9]
性别	女性	CGS 中的 RF，EMGTS[3, 4, 8, 9] 中无关 CNTGS 中有偏头痛的女性更可能进展[12]
性别	男性	AGIS 中提示有增加的危险[5]
遗传	肌纤蛋白或者视神经蛋白与更严重的病情有关，并且更可能进展	参考文献[15]
种族	非洲裔	CNTGS[12]
血液灌注压	低眼内收缩灌注压	EMGTS[11]
血液灌注压	基线眼压低的低舒张期血压患者	EMGTS[11]
高血压患者使用降压药物	与年龄匹配的血压正常者比较，降压药物治疗系统性高血压可能是可疑青光眼视神经参数进展的危险因素	参考文献[16]
心血管状态	心血管疾病病史的患者有较高的基础眼压	EMGTS[11]
糖尿病	自我报告的糖尿病	在 AGIS 中与进展有关[5, 7] 在 CNTGTS 和 EMGTS 中无关[11, 12]
抗心磷脂抗体	不正常的抗心磷脂抗体基线	CGS[8]
家族史	在一级亲属中有较高风险	Rotterdam 研究[17]

眼压作为进展的危险因素

平均眼压

不同的多中心随机临床是试验支持平均眼压是进展的危险因素。早期青光眼诊断试验（The Early Manifest Glaucoma Trial，EMGT）评估了早期青光眼患者降低眼压在青光眼进展中的作用[3, 4]。这个研究包括可重复的基线视野损伤的早期青光眼的患者，他们被随机分为治疗组及非治疗组。治疗组的患者接受激光小梁成形术及倍他洛尔的治疗，并且达到降低 25% 的基线眼压。在 6 年的随访中，62% 对照组的患者有进展，治疗组 45%（P＝0.003）。平均眼压每 1mmHg，进展危险升高 13%。基线眼压每升高 1mmHg，进展风险升高 5%。

　　晚期青光眼干预研究（The Advanced Glaucoma Intervention Study，AGIS）评估了经药物治疗未能控制的中期青光眼患者 2 种不同手术治疗顺序方案[5]。其中的一个报告评估了根据在随访中眼压小于 18mmHg 的随访次数在总随访次数中的百分比的结果[6]。将眼睛分为以下四组：A 组 100% 的随访眼压均小于 18mmHg；B 组 75% 至小于 100%；C 组 50% 至小于 75%；D 组少于 50% 的随访眼压小于 18mmHg。A、B、C、D 组在 6 年随访中的平均 IOP 分别为：12.3mmHg，14.7mmHg，16.9mmHg 和 20.2mmHg。A 组几乎没有视野进展（用一种特殊的评分测量）。与 A 组相比，B、C、D 组中有更多的视野进展。

　　加拿大青光眼研究（The Canadian Glaucoma Study，CGS）是一个多中心干预研究，主要目的是确定哪个基线人群统计学数据和系统危险因素与开角型青光眼视野损害进展有关。这个研究使用一个已经建立的 IOP 控制协议。在随访中位数 5.3 年之后，这个研究认为较高的随访平均 IOP 是与视野进展相关的因素（HR/mmHg 1.19；95% CI：1.05～1.36）。

IOP 变化

　　两个多中心随机前瞻性研究得出长期 IOP 变化作为青光眼进展危险因素的相反的结论。AGIS 研究进行了一个因果关系的分析之后得出：长期的 IOP 变化是青光眼视野进展的危险因素[7]。长期的 IOP 变化可以从所有 IOP 读数的标准差获取。IOP 标准差 <3mmHg 为保持稳定，>3mmHg 有进展。

　　在 EMGT 中并不认为长期 IOP 变化是青光眼进展的一个危险因素[10]，其长期眼压变化同样是以随访中 IOP 读数的标准差而获取。这两个研究的一个显著差别可能可以解释这个矛盾：AGIS 的眼压读数是在进展发生之后获得的，但是在 EMGT 中，读数是在进展之前[18]。不同的研究设计和人群可能也可以解释这个差异。之后的文献中报道，对于只接受了一个手术干预以及平均 IOP 较低（在平均 IOP 的最低三分位）的患者来说，IOP 变化是青光眼进展的一个预后因素[19]。

参考文献

1.　Coleman AL, Miglior S. Risk factors for glaucoma onset and progression. Surv Ophthalmol 2008; 53: S3-S10.
2.　Boland MV, Quigley HA. Risk factors and open-angle glaucoma: classification and application. J Glauc 2007; 16: 406-418.
3.　Leske MC, Heijl A, Hussein M, et al. Factors for glaucoma progression and the effect of treatment: the early manifest glaucoma trial. Arch Ophthalmol 2003; 1: 48-56.
4.　Leske MC, Heijl A, Hyman L, et al. Factors for progression and glaucoma treatment: the Early Manifest Glaucoma Trial. Curr Opin Ophthalmol 2004; 15: 102-6.
5.　AGIS investigators. The Advanced Glaucoma Intervention Study (AGIS): 12. Baseline risk factors for sustained loss of visual field and visual acuity in patients with advanced glaucoma. Am J Ophthalmol 2002; 134: 499-512.

6.   AGIS Investigators. The Advanced Glaucoma Intervention Study (AGIS): 7. The relationship between control of intraocular and visual field deterioration. Am J Ophthalmol 2000; 130: 429-440.
7.   Nouri-Mahdavi K, Hoffman D, Coleman AL, et al. Predictive factors for glaucomatous visual field progression in the advanced glaucoma intervention study. Ophthalmology 2004; 111: 1627-35.
8.   Chauhan BC, Mikelberg FS, Balaszi AG, et al. Canadian Glaucoma Study. 2. Risk factors for the progression of open-angle glaucoma. Arch Ophthalmol 2008; 126: 1030-6.
9.   Chauhan BC, Mikelberg FS, Artes PH, et al. Canadian Glaucoma Study. 3. Impact of risk factors and introcular pressure reduction on the rates of visual field change. Arch Ophthalmol 2010; 128: 1249-55.
10. Bengtsson B, Leske MC, Hyman L, et al. Fluctuation of intraocular pressure and glaucoma progression in the early manifest glaucoma trial. Ophthalmology 2007; 114: 205-9.
11. Leske MC, Heijl A, Hyman L, et al. Predictors of long-term progression in the early manifest glaucoma trial. Ophthalmology 2007; 114: 1965-72.
12. Anderson DR, Drance SM, Schulzer M, Collaborative normal-tension glaucoma study group. Factors that predict the benefit of lowering intraocular pressure in normal tension glaucoma. Am J Ophthalmol 2003; 136: 820-9.
13. Martus P, Stroux A, Budde W, et al. Predictive factors for progressive optic nerve damage in various types of chronic open-angle glaucoma. Am J Ophthalmol 2005; 139: 999-1009.
14. De Moraes CGV, Prata TS, Tello C, et al. Glaucoma with early visual field loss affecting both hemifields and the risk of disease progression. Arch Ophthalmol 2009; 127: 1129-1134.
15. Wiggs JL. Genetic etiologies of glaucoma. Arch Ophthalmol 2007; 125: 30-37.
16. Punjabi OS, Stamper RL, Bostrom AG, Lin SC. Does treated systemic hypertension affect progression of optic nerve damage in glaucoma suspects? Curr Eye Res 2007; 32: 153-160.
17. Wolfs RCW, Klaver CCW, Ramrattan RS, et al. Genetic risk of primary open-angle glaucoma. Population-based familial aggregation study. Arch Ophthalmol 1998; 116: 1640-1645.
18. Medeiros FA, Brandt J, Liu J, et al. IOP as a risk factor for glaucoma development and progression. In Weinreb RN, Brandt JD, Garway-Heath D, Medeiros FA (Eds.), Intraocular Pressure. Reports and Consensus Statements of the 4th Global AIGS Consensus Meeting on Intraocular Pressure. The Hague. The Netherlands, Kugler Publications, 2007, pp. 59-74.
19. Caprioli J, Coleman AL. Intraocular pressure fluctuation: A risk factor for visual field progression at low intraocular pressures in the Advanced Glaucoma Intervention Study. Ophthalmology 2008; 138: 684-685.

4. 原发房角关闭和原发性闭角型青光眼发生与发展的危险因素

　　根据自然病程的概念模型，房角关闭的疾病可以分为 3 类：原发可疑房角关闭（primary angle-closure suspect，PACS），原发房角关闭（primary angle closure，PAC）和原发性闭角型青光眼（primary angle-closure glaucoma，PACG）[1]。人群统计学特点、眼部解剖特点、遗传因素、系统的和某些外部因素都被认为是房角关闭的危险因素。但是，这些危险因素大部分来自横断面研究或者临床观察。缺少系统的纵向研究数据，这阻碍了我们更好的理解疾病的自然史和对危险因素的正确认识。

　　发病率用来估计群体中房角关闭的发生和发展。根据对病历记录的回顾，急性 PAC 在每 100 000 人中芬兰[2]每年的发病率为 3.8，以色列[3]为 4.2，明尼苏达州[4]为 8.3。根据一年预期数据，在将年龄和性别进行标准化之后，新加坡的中国人口[5]的发病率为每 100 000 人每年 15.5（95%CI：13.3～17.7），之前的报道显示泰国的发病率为 7.0，日本为 11.4。在新加坡全岛发病率的前瞻性研究中，危险因素为女性（相对风险，Relative risk，RR，2.4）、中国人（RR 2.8）和大于 60 岁（RR 9.1）。每天急性发作的数量与太阳黑子和太阳射电流量的平均数量同样被认为有相关性。在其他的发病率研究中危险因素是相似的。

以人群为基础的研究的纵向数据显示，爱斯基摩人在 10 年中由窄房角发展为房角关闭（包括任何形式的房角关闭）的进展率在 16% 左右[6]，印度人[7]在 5 年中的进展率为 22%，高加索人[8]在平均 2.7 年中的进展率为 19%。蒙古的一个研究发现有 20% 房角正常的人在 6 年中发展成为可关闭的房角[9]。这些研究中的每一个都有局限性，所以真实的房角关闭进展的发生率是不确定的。女性被认为有更大的风险，但是眼部的解剖，比如前房深度、晶状体厚度及眼轴，并没有被认为是在统计学上有意义的进展危险因素。实际上这些研究的样本量相对较少，这降低了其探知真正危险因素的能力。

进展的危险因素可以从横断面研究中推测出来。研究始终认为窄房角是房角关闭的首要解剖危险因素。前房深度（Anterior chamber depth，ACD）在 7～15 岁之间增加，然后随着年龄的增加逐渐减小。年龄增加的个体 ACD 的减小可能主要由于晶状体前移和厚度增加和前移[10]。女性是 ACG 发展的重要易感因素。在所有类型的房角关闭中女性的发生率是男性的 2 到 3 倍。发病率高的原因可能是由于女性的前房更浅。

房角关闭的种族差异已经被很好地意识到。患病率和发生率数据都显示东亚人比欧洲人更易患房角关闭[11]。这种种族差异可能是因为前房和前房角解剖的不同。大部分证据显示在许多种族中，ACD 和房角关闭之间呈反向关联：在人群中常见的 ACD 越浅，房角关闭率更高。

阳性家族史长期以来被认为是易患房角关闭[12]。患者一级亲属眼部生物学测量的相似性表明房角关闭的解剖特征是可以遗传的。因纽特患者中一级亲属发展成闭角型青光眼的风险达 3.5 倍[13]。一个对中国双胞胎的研究同样发现前房深度和房角宽度的遗传可能性高达 70%～90%[14]。

因为即使在高危人群中 PAC 的发生也是非常罕见的，所以预测或者辨别哪些人会出现 PAC 非常具有挑战性。我们对窄房角发展成为 PAC 的原因知之甚少，因为自然史的数据在很大程度上是不可用的。单眼急性发作患者的对侧眼有很大的风险发展成为 AAC 急性发作。对这部分患者早先的研究显示在大概 5 年的时间里，有将近一半的人会有急性发作[15, 16]。实际上，10% 的发作是双眼的。因此对侧眼应该尽快进行预防性的激光虹膜切开术。同样，有小发作

（根据病史和先前房角关闭的临床体征）的人也具有高风险，特别是如果有短暂IOP升高的证据，他们也需要虹膜切开术。

房角同位性关闭（Appositional closure）通常被认为是房角关闭损伤发展风险增加的一个征象，因此需要进行预防性的治疗，虽然这只是一个观点而并不是以证据为基础的。眼前节影像系统，比如 UBM 或者 ASOCT，可以辨别虹膜和小梁网之间的接触，但是不能确定是同位性接触还是粘连。虹膜的动态因素可能也促进房角关闭的发生 [17]，这也被虹膜组织学研究确认 [18]。这个结果需要被重复，但是测量虹膜动力学非常有难度，所以这造成了在将这一点作为预测因素时的额外挑战。

许多研究者使用激发试验来鉴定处于危险的个体。这些实验模拟了生理条件下可能发生的房角关闭。有将近 10 种激发试验但是最常用的是暗室俯卧实验。UBM 暗室激发试验可能对鉴别高风险眼具有较好的敏感性 [19]。但是，没有被证明真正可以预测 PAC 发生的激发试验。实际上，Lowe 和 Wilensky 都声称根据他们的研究，激发试验不能很好地预测未来的风险 [8, 20]。考虑到患者进行这些试验会比较吃力且有潜在的危险，并且缺少有益的证据，所以在西方大部分医生并不把这些试验作为临床评价的一部分。他们是否可以在临床实践中增加额外的获益还需要更多的纵向研究数据。

PAC 进展成为 PACG 或者 PACG 的进展证据记录主要来自临床研究。有一点需要注意，几乎所有的 ACG 进展的研究都是基于对在治疗中的患者的观察，因为使患者不进行治疗显而易见是不符合伦理的，因此确定的房角关闭损伤患者的自然病程的数据显而易见是不存在的。有趣的是，印度的一个基于人群的研究报道了在 19 个拒绝激光 PI 的患者中，7 个在 5 年内发展成为了 PACG[21]。此外，由于这个研究的受试者很少，所以这个研究不能确定有意义的生物学参数来区分他们有无进展。从不愿意接受治疗的患者中获得数据将为我们提供自然病程的更多了解。

早期房角关闭的治疗集中在改变前房结构，希望在发生不可逆的小梁损伤和 GON 发生之前。当 GON 已经发生时，治疗的目标是降低 IOP 以阻止进展。激光、手术和药物治疗可以用来改善前房角的结构。激光虹膜切开术和虹膜成形术是两种可以打开窄房角的激光治疗。手术虹膜切除术或者晶状体摘除术是手术治疗，具有相同的目的。对已经有 GON 损伤的患者进行滤过手术是为了降低 IOP。接受治疗的患者的进展（或者预后）数据大部分来自临床系列病例而不是随机试验。

激光 PI 根除相对瞳孔阻滞和平衡前房和后房之间的压力。PI 后患者的进展取决于根本机制和疾病的阶段。PAS 范围大、IOP 高和杯盘比大都预示着眼压控制差和虹膜切开术后的病情进展 [22]。在房角关闭的急性发作过后，只进行

PI 可以控制至少一半的病例达到满意的 IOP[23]，但是一旦发生了 GON 损伤，事实上所有的病例都需要进一步的治疗以控制 IOP[24]。

PI 之后剩余的房角关闭可能是进展的一个危险因素。一项关于亚洲人的研究显示 111 位患者接受了 PI 之后有 51 位仍有房角关闭。

小梁切除术通常在急性 PAC 病例中有较低的成功率 [25]，但是与 POAG 比起来在慢性房角关闭中有相当好的结果 [26]，特别是联合白内障摘除手术时 [27]。探究尽管已进行手术使眼压下降而仍有进展的危险因素依然十分有趣。

参考文献

1. Foster PJ, Buhrmann R, Quigley HA, Johnson GJ. The definition and classification of glaucoma in prevalence surveys. Br J Ophthalmol 2002; 86: 238-242.

2. Teikari J, Raivio I, Nurminen M. Incidence of acute glaucoma in Finland from 1973 to 1982. Graefes Arch Clin Exp Ophthalmol 1987; 225: 357-360.

3. David R, Tessler Z, Yassur Y. Epidemiology of acute angle-closure glaucoma: incidence and seasonal variations. Ophthalmologica 1985; 191: 4-7.

4. Erie JC, Hodge DO, Gray DT. The incidence of primary angle-closure glaucoma in Olmsted County, Minnesota. Arch Ophthalmol 1997; 115: 177-181.

5. Seah SK, Foster PJ, Chew PT, Jap A, Oen F, Fam HB, et al. Incidence of acute primary angle-closure glaucoma in Singapore. An island-wide survey. Arch Ophthalmol 1997; 115: 1436-1440.

6. Alsbirk PH. Anatomical risk factors in primary angle-closure glaucoma. A ten-year follow-up survey based on limbal and axial anterior chamber depths in a high risk population. Int Ophthalmol 1992; 16: 265-272.

7. Thomas R, George R, Parikh R, Muliyil J, Jacob A. Five year risk of progression of primary angle closure suspects to primary angle closure: a population based study. Br J Ophthalmol 2003; 87: 450-454.

8. Wilensky JT, Kaufman PL, Frohlichstein D, Gieser DK, Kass MA, Ritch R, et al. Follow-up of angle-closure glaucoma suspects. Am J Ophthalmol 1993; 115: 338-346.

9. Yip JL, Foster PJ, Gilbert CE, Uranchimeg D, Bassanhuu J, Lee PS, et al. Incidence of occludable angles in a high-risk Mongolian population. Br J Ophthalmol 2008; 92: 30-33.

10. Lowe RF. Aetiology of the anatomical basis for primary angle-closure glaucoma. Biometrical comparisons between normal eyes and eyes with primary angle-closure glaucoma. Br J Ophthalmol 1970; 54: 161-169.

11. He M, Foster PJ, Johnson GJ, Khaw PT. Angle-closure glaucoma in East Asian and European people. Different diseases? Eye (Lond). 2006; 20: 3-12.

12. Lowe RF. Primary angle-closure glaucoma. Inheritance and environment. Br J Ophthalmol 1972; 56: 13-20.

13. Alsbirk PH. Primary angle-closure glaucoma. Oculometry, epidemiology, and genetics in a high risk population. Acta Ophthalmol Suppl 1976; (127): 5-31.

14. He M, Wang D, Zheng Y, Zhang J, Yin Q, Huang W, et al. Heritability of anterior chamber depth as an intermediate phenotype of angle-closure in Chinese: the Guangzhou Twin Eye Study. Invest Ophthalmol Vis Sci 2008; 49: 81-86.

15. Lowe RF. Acute Angle-Closure Glaucoma: The Second Eye: An Analysis of 200 Cases. Br J Ophthalmol 1962; 46: 641-650.

16. Snow JT. Value of prophylactic peripheral iridectomy on the second eye in angle-closure glaucoma. Trans Ophthalmol Soc U K. 1977; 97: 189-191.

17. Quigley HA. Angle-closure glaucoma-simpler answers to complex mechanisms: LXVI Edward

Jackson Memorial Lecture. Am J Ophthalmol. 2009; 148: 657-669 e1.

18. He M, Lu Y, Liu X, Ye T, Foster PJ. Histologic changes of the iris in the development of angle closure in Chinese eyes. J Glaucoma 2008; 17: 386-392.

19. Ishikawa H, Esaki K, Liebmann JM, Uji Y, Ritch R. Ultrasound biomicroscopy dark room provocative testing: a quantitative method for estimating anterior chamber angle width. Jpn J Ophthalmol 1999; 43: 526-534.

20. Lowe RF. Primary angle-closure glaucoma. A review of provocative tests. Br J Ophthalmol. 1967; 51: 727-732.

21. Thomas R, Parikh R, Muliyil J, Kumar RS. Five-year risk of progression of primary angle closure to primary angle closure glaucoma: a population-based study. Acta Ophthalmol Scand 2003; 81: 480-485.

22. Salmon JF. Long-Term Intraocular Pressure Control After Nd-YAG Laser Iridotomy in Chronic Angle-Closure Glaucoma. J Glaucoma 1993; 2: 291-296.

23. Alsagoff Z, Aung T, Ang LP, Chew PT. Long-term clinical course of primary angle-closure glaucoma in an Asian population. Ophthalmology 2000; 107: 2300-2304.

24. Rosman M, Aung T, Ang LP, Chew PT, Liebmann JM, Ritch R. Chronic angle-closure with glaucomatous damage: long-term clinical course in a North American population and comparison with an Asian population. Ophthalmology 2002; 109: 2227-2231.

25. Aung T, Tow SL, Yap EY, Chan SP, Seah SK. Trabeculectomy for acute primary angle closure. Ophthalmology 2000; 107: 1298-1302.

26. Sihota R, Gupta V, Agarwal HC. Long-term evaluation of trabeculectomy in primary open angle glaucoma and chronic primary angle closure glaucoma in an Asian population. Clin Experiment Ophthalmol 2004; 32: 23-28.

27. Tham CC, Kwong YY, Leung DY, Lam SW, Li FC, Chiu TY, et al. Phacoemulsification versus combined phacotrabeculectomy in medically controlled chronic angle closure glaucoma with cataract. Ophthalmology 2008; 115: 2167-2173 e2.

5. 未来的挑战和机遇：我们怎样将危险因素分析用于临床实践？我们还需要知道其他什么？

因为缺乏青光眼进展的各种危险因素相对重要性的充分信息，眼科医生及临床科学家的未来仍然充满着挑战。特别是，关于个体危险因素预测功能性视力损伤和青光眼失明的作用的缺乏值得注意。高眼压症患者发展为青光眼的潜在危险因素的信息相对较多，对于从轻度进展成为中度青光眼损害的危险因素需要进一步的评估，包括：患者的依从性、患者所处社会的社会经济学背景和患者本身的社会经济背景。在 IOP 和眼眶 CSF 压力之间的跨筛板压力差的潜在作用成为可测量的因素之前，还需要做更多的努力。

在临床实践中建立使用危险因素分析的明确作用

倘若我们可以建立一个可靠的危险因素清单并且所有的这些都依据可靠的证据，我们能否知道怎样把这些积累的数据转化成对患者的治疗建议？为此，有更严重的"危险因素"的患者 A 应该比患者 B：

1. 接受更频繁的随访。

2. 接受更频繁的诊断性检查（视野，影像，眼压测量（诊室就诊或者连续、家庭眼压测量）。

3. 接受更积极的治疗（更低的目标眼压、更早的手术）。

在未来，越来越多电子健康档案的使用使得可以回顾性的评估危险因素的重要性。在大型临床试验中潜在的危险因素评估是非常耗时和昂贵的。为了使这个方法变得有效，电子健康档案的标准化非常必要。

从大型前瞻性研究中获得数据集，他们可以评估结构和功能的进展，可能对评估危险因素有帮助。这些数据可以用于评估进展的危险因素的 Meta 分析。

（才　瑜　李白冰 译）

（**Translated by Yu CAI, Baibing LI**）

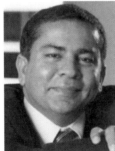
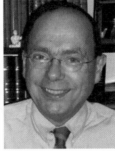

Rohit Varma   Thierry Zeyen

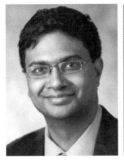
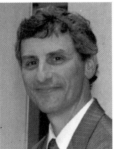

Pradeep Ramulu   David Friedman

第5章　青光眼及其对患者视功能的影响

Rohit Varma，Roberta McKean-Cowdin，Thierry Zeyen，Pradeep Ramulu，David Friedman

章节主编：Rohit Varma
联合主编：David Friedman，Thierry Zeyen
编著者：Thierry Zeyen，David Friedman，Roberta McKean-Cowdin，Pradeep Ramulu

共识观点

1. 评估青光眼视神经结构及功能的标准检查，包括杯盘比、视网膜神经纤维层厚度和神经节细胞层、白 - 白视野、蓝 - 黄视野及眼压。以上这些检查不仅评估了眼球的结构，也代表患者的视功能。除了以上标准检查，患者报告结果和功能表现评估检查也为我们了解青光眼对患者的影响提供了重要的信息。

2. 以往认为只有严重的青光眼损伤才影响患者的视功能。然而，现在越来越多的基于临床和人群的横断面研究发现：通过对患者报告结果和功能表现检查的评估证明了早期的青光眼视野缺损影响患者的视功能。

3. 将来还需要进一步的研究以探索患者报告结果，功能表现和青光眼进展之间的关系。

4. 在评估患者报告结果和功能表现测试研究中，应用了大量的仪器和检查。但是，没有单一的哪个在临床实践中被公认。亟需一个相对简单的患者报告结果和功能表现测试，能够简单的应用在广泛的环境中。

前言

青光眼是重要的危害视功能和致盲性眼病。它是一类慢性病，需要终身的观察和治疗。青光眼对患者的影响包括活动受限（如开车，家务活和阅读），因为它不仅损伤视功能，还影响患者全身健康，生活方式和情绪，乃至生活质量。

单纯依靠视力和视野检查作为评估视功能丢失的客观指标往往不足以完全的反映青光眼对患者日常生活的真实影响。因此，为了全面的了解青光眼对患者的功能和生活质量的影响，关注患者的感受和他们完成日常活动的客观表现显得尤为重要，并理应包括在临床实践及研究评估中，因为某些影响只有当患者进行特定的活动测试时才能被患者感知或发觉，而这些影响通过标准的临床测试是不能被发觉的。

有很多的仪器用来评估患者的感受和表现。但是，没有一种公认的仪器能够让临床医生或研究者认为能够按照他们的想法进行临床评估和研究项目。因此，他们只能遵循指南，根据已有的研究证据决定哪些结果能最好的评估患者的视功能。评估包括两类仪器，一类是患者报告的结果，另一类是功能表现测试。本章分为4个部分：

1. 如何评估青光眼的影响？（仪器，准确性，可重复性，评估有临床意义的差异性，限制性）；

2. 横断面研究中，患者报告结果、功能表现和青光眼损伤三者的关系？

3. 患者研究报告、功能表现的评估和持续性青光眼进展三者的关系？

4. 患者研究报告和临床及研究中的功能表现测评的共识。

如何评估青光眼的影响？（仪器，准确性，可重复性，评估有临床意义的差异性，限制性）

患者报告结果

近期，美国食品药品监督管理局建议将"患者报告结果"（Patient Reported Outcomes，PRO）这个术语用于患者报告的各种健康指数。范围涵盖患者的生理（日常生活能力，比如照顾自己和行走），心理（情绪和精神状态良好）和社会功能（人际关系和参与社会活动）；感知健康状况；个人重建（精神性和羞耻感）和生活满意度。

有大量的PRO问卷用来评估患者各方面的健康状况，而最终的选择取决于研究目的和目标人群。一般的PRO涵盖了健康状况的很多指标，便于对不同的疾病进行比较，但未具体捕捉到某一疾病或健康问题，比如青光眼。针对某种疾病的问卷更关注细微的改变，经过完美的设计和验证，有利于综合的解释青光眼的临床表现和治疗。因此，PRO是评价疾病对患者生活影响的特异性指标，对评价治疗效果和不良事件至关重要。所以，PRO呈现重要的疾病和治疗信息，其结果被视为治疗决策和研究的关键。

如前所述，人们应用一般性问卷（如 SF-36[1, 2]），视觉特异性问卷（如 NEI-VFQ[3, 4]，IVI5）和青光眼特异性问卷（如 GQL-15[6]）来研究青光眼视野缺损对患者正常生活和功能的影响，这些问卷在以往的文献已有报道 [7~9]。视觉特异性问卷用于评估慢性眼病或者症状对健康状况的影响，包括情绪的良好状态、社交能力和完成日常视觉相关活动的能力。青光眼特异性问卷针对与视觉相关的问题和任务，关注视功能下降对患者的影响，以及视功能损伤对完成视觉相关任务能力的重大影响。

我们想在本章节明确青光眼损伤与其对日常生活影响的关系。因此，评估副作用和症状的 PRO 问卷并不在研究范围。需要根据现有的指南来决定之前的 PRO 问卷是否完善和有效，如美国食品药品监督管理局指南和（或）Pesudovs 等于 2007 年所列出的框架。这些质量标准强调 PRO 的发展历史和心理测量特征。根据指南提示，以下标准是评价问卷质量的重要指标：

问卷目的和目标人群是否界定？前已有一些指南和已发表的标准来评估和判断 PRO 问卷的心理特点，但是完美的 PRO 问卷需要相关的科学依据：结构有效性、标准有效性、应答性和可靠性。根据美国食品药品监督管理局指南，当 PRO 问卷被改进时，其有效性，可靠性和应答性测试必须具有可重复性，其主要的改进为：

（a）衡量另一个概念，

（b）应用于不同的人群或条件；

（c）改变项目内容或问卷样式，或者（d）不同应用方式的区别，包括不同文化或语言的应用。

在现有的评价 PRO 的问卷中，尤其是在活动能力，限制，社交能力和日常生活表现方面，公认的有效性明确的问卷有：GQL-15，IMQ，GSE，Glau-QOL-36，NEI-VFQ-25 和 IVI。

功能影响

功能影响是指基于客观目的任务基础上的对于个人是否能够完成一定任务的能力评估。通过观察不良事件就是一种客观的测量青光眼影响的方法。需要排除的一些不同的不良事件包括车祸，跌倒和骨折。要做到客观测量不良事件就需要大量的数据检索。例如，我们之前做了大量的工作来评估关于青光眼患者是否易于出现跌倒和车祸的管辖记录[10~12]。这项工作的优点就是它的影响显而易见。例如，车祸和有害性跌倒的意义和影响可想而知。这种方法重大的限制是很难评价这项工作的准确性和有效性，因为没有一个"金标准"来判断事件是否发生。因此，应用这种方法发表有关准确性和有效性的文献需要一例一例的进行评估，并且需要我们说明已采用数据库是否持续、无偏倚的搜集不良事件。这种方法的另一个缺点是应用数据库的只对个人开放权限，限制了工作的普遍性。例如，发展中国家，尤其是没有此类数据库的国家就不能应用这种方法。

　　从患者报告中同样可以获知不良事件，因此本章节顾及到了共识报告的两个方面。在获取车祸相关领域资料的工作中得到的经验是对不良事件的客观评价比自我报告准确得多，但可能不适用于其他结果。另外，眼疾患者更易于报告一些不良事件（比如跌倒），源于他们了解所患眼疾和可能造成的结果，而不太会报告其他事件（如车祸），因为他们怕因报告事件带来的后果（如吊销驾照）。然而，一些不良事件（跌倒，无法驾驶）只能通过患者报告得知，别无选择。

　　客观评估青光眼影响的第二个方法就是通过观察患者常规的日常活动。比如，感应器被认为是测量真实世界中日常的活动能力和生理能力的有效工具[13, 14]。追踪技术也被用来监测人们的行动，驾驶或漫游的行迹，录像系统也被研发以观察人们如何驾驶，当然肯定可以被扩展用来评估其他的日常活动[15~17]。这种方法的优点是能够呈现给我们日常生活中的真实状态。缺点是这项工作过于依赖技术来监测患者。比如，感应器可能无法恰当的区分身体的所有活动（如游泳），GPS 跟踪仪在室内可能无法追踪，行车记录仪无法记录其视野外的活动。因此在了解监测系统技术缺陷的基础上，需要逐个的评估研究的准确性和有效性。一些研究技术需要研究对象的配合，如佩戴仪器，如果依从性差的话会影响结果的准确性。再者，人们生活环境不尽相同，因此很难辨别测量差异是源于疾病还是环境。最后，对患者生活的直接观察难免是侵入性的，并给患者带来很大的负担。

　　最终一种客观测量青光眼功能影响的方法是直接观察患者完成一项或一组标准化任务的能力。应用这些方法的研究专注于一项任务，或是将一组任务综合成一项测试[18]。单项任务评估的研究主要针对青光眼患者非常重要的功能：行动和阅读[19, 20]。比如，以前的工作是看患者的阅读速度，在标准化道路上的驾驶能力，以及行动能力。

　　在完成单项任务的测试中很难保证测试的有效性，因为单项任务如行走、驾驶或者阅读不太可能完整反应复杂的人体结构。问题是所测量的单项任务对研究个体的重要性。比如，平衡与行动相关，因为平衡会导致跌倒和（或）身体活动限制，但是跌倒频率或身体活动水平必定不能直接反映行动能力。同样，模拟驾驶与驾驶有关，但其相关性远不如直接观察研究对象在道路上行驶，是否真的会造成车祸。另外，应当评估每项测试使误差和偏倚最小化。

　　一组任务的合成测试有利于记录和总结患者在各功能领域的行为缺陷。人们研发了一些功能行为能力综合评估方法[18]，描述青光眼对患者影响的测评就应用了其中的一种发法[24]。视力损伤评估（The Assessment of Disability Related to Vision ADREV）包括了难度等级从 0 到 7 的 8 个任务。其评分与绝大多数视力损伤评估高度一致。

要识别综合测评中有临床意义的差异是有难度的。首先，很难评估综合评分，因为综合测评反映了多个项目。第二，对于有直观刻度的测量值其有意义的差异不难理解。如果说阅读慢了 20% 的临床意义我们很好理解，因为不难想象这对我们生活的影响。而如果说视力损伤评估中综合评分减少 20% 就难理解了。最后，如果我们能够对比出青光眼和其他疾病对患者的不同影响，就很容易理解什么样的差异是有临床意义的。例如，人变老 10 岁的表现和患另一种疾病的表现可能相同。这些数据与很多已发表的文献一致，研究者仔细测量重要的协变量，并报道了多变量模型的结果，但这方面的结果往往不被重视。

横断面研究中患者报告结果、功能损伤和青光眼损伤三者的关系？

患者报告结果

青光眼患者在生活视觉质量（QOL）问卷的评分远远低于对照组。Gutierrez 等人 [26] 发现有视野丢失的青光眼患者的 NEI-VFQ 和 SF-36 评分远远低于对照组。他们还采用国立眼科研究所视功能问卷（NEI-VFQ）[26] 描述了 147 例青光眼患者的视野丢失和 HRQOL 之间稳定的线性关系。这些数据论证了视觉生活质量随着轻度的视野丢失而降低，并随着视野丢失的进展而进一步降低。联系的强度可能有所变化，而其他研究者仅仅只发现青光眼患者视野丢失和视觉生活质量或 HRQOL 之间仅均在中等程度的联系 [27, 28]。但凡理解临床样本，需要关注的是患者对青光眼的知晓度和治疗情况可能会影响到 HRQOL 的理解和回答。

以人群为基础的样本发现青光眼视野丢失与 NEIVFQ-25 和 SF-12 的低评分相关 [29, 30]。洛杉矶拉丁美洲人眼研究（LALES）发现，视野丢失与大多数 NEI-VFQ-25 分量表评分趋势单一，以至于已有严重视野丢失的青光眼患者的 QOL 评分低于对照组 [29]。这个研究还发现，已有视野丢失青光眼患者的 SF-12 体能综合评分低于对照组。这个结果在单眼或双眼的数据中都成立。此项研究的重点是 75% 以上的参与的青光眼患者不知道他们已患青光眼，也未予治疗。因此，QOL 评分和视野丢失不会造成知晓或治疗偏倚。在巴巴多斯和西印度群岛非洲裔人群研究中，研究者发现青光眼的 NEI-VFQ-25 评分显著降低，包括远距离活动，精神健康，周边视力和色觉 [30]。Nelson 等人采用青光眼患者生活质量（GQL-15）问卷，也发现并报道了青光眼患者轻微视野丢失与低评分的相关性 [6]。

以上研究结果提示，HRQOL 中患者在青光眼早期有可检测到的视野丢失，对轻微或早期的视野丢失进行预防能够提高患者的 HRQOL 评分。

Parrish 等[6]研究者采用 Esterman 双眼视野检测评分和 NEI-VFQ 发现双眼视野丢失间仅存在适度联系，Noe[6]未发现 Esterman 双眼视野检测评分和 NEI-VFQ 之间有关联。LALES 研究表明，单眼和双眼测量中 NEI-VFQ 评分和视野的关联系数相似[29]。VFL 中假定双眼测评结果比单眼测评更能代表真实的视觉感受，但 Jampel 等的研究揭示所有视野检测评分（如单独好眼，单独差眼或 Esterman 双眼检测）与视觉特异性的 HRQOL 中等关联[31]。Mills 等人通过协作性青光眼初始治疗研究发现视觉活动问卷和 VFL 间关系微弱[32]。近期希腊青光眼研究采用视觉特异性生活质量问卷（VS-QOL）发现，视野丢失（根据平均差 MD 和样式标准差 PSD 结果）与生活质量评分关联紧密[33]。一项非裔美国人和美国人青光眼的研究发现，二者的 NEI-VFQ 和青光眼症状测量分数相近，还有 NEI-VFQ-25 分量表与视野缺损呈正相关[34]。Sherwood 等[35]和 Wilson 等采用 HRQOL 的一般健康检测发现青光眼较对照组 SF-20 和 SF-36 得分低[35, 36]。

在蓝山流调中，使用抗青光眼药物患者自己报告的跌倒频率是未纳入研究者的 2 倍[37]，而在新加坡马来西亚人流调中为 4 倍[38]。Haymes 等的临床研究中也表明青光眼患者跌倒的风险升高了 4 倍[39]，所有判断跌倒的研究都是回顾性的简单询问对象过去一年有无跌倒，以往的工作证明这种评估跌倒的方法有显著的局限性[40]。卫生保健数据库的研究证实，跌倒的并发症如骨折在青光眼患者中更常见。在美国，有医疗保险的青光眼患者中，有视觉损伤的人跌倒和股骨骨折的概率略高（相对危险度为 1.6）[10]。保健数据分析提示男性青光眼患者更容易髋骨骨折，并需要精心的护理[11]。跌倒的后果或对跌倒的恐惧限制了体能活动。最近的研究揭示随着视野丢失，日常步行活动量显著下降，好眼的视野丢失 5dB，日常步行减少 10%。

青光眼患者更易发生机动车交通事故。McGwin 等人根据加拿大政府管辖记录发现，青光眼患者发生交通事故的风险增加三倍[41]，临床研究数据也显示青光眼组相对率更高（OR = 6.6）[39]。基于某眼科诊所患者的一项病例对照研究表明视野丢失加重会增加事故的发生率[43]。然而，也有少部分研究证实青光眼患者交通事故发生率并未增加。Hu 发现女性青光眼患者事故发生率不提高[44]，男性患者事故率升高少于两倍；另一项报告表明青光眼患者有较低的事故记录（OR = 0.67）[12]。

由于害怕开车，或者政府发放驾驶许可证的限制，或者医生及家庭成员的劝阻，许多青光眼患者选择少开车或不开车。索尔兹伯里眼科评估中心数据显示，双眼青光眼的患者比单眼青光眼患者拒绝驾驶的几率高出接近三倍[45]。尽管终止驾驶的几率并不能用来评估视野缺失的程度，但蓝岭眼科研究中心的青光眼患者普遍选择终止驾驶（OR = 2.2）[46]。虽然限制驾驶未在研究中客观评价及证实，但有几项研究表明在特定地点或特殊天气状况下，青光眼患者驾驶受到限制[45]。

有研究表明青光眼患者视野缺失的部位会影响患者的生活质量得分。Evans在一篇综述中报道，研究者发现周边和中心视野缺损对日常和视觉特异性生活质量均有负面影响，尽管视野缺损的部位影响不同的特定区域[47]。洛杉矶拉丁美洲眼科研究显示，对入选的青光眼患者均进行国家眼科研究所视觉功能问卷调查，中心视野缺损的患者的平均得分较无视野缺损或仅有单侧视野缺损的患者低[29]。健康相关生活质量问卷调查中，有中心视野缺损的青光眼患者得分较低，这符合青光眼病程发展规律，即青光眼早期出现周边视野缺损，随着病程的进展相继出现中心和周边视野缺损。

功能表现

功能表现主要评价阅读、步行、驾驶这几大类特殊技能。大部分研究是在发达国家开展的，可能无法反映青光眼对发展中国家人群的生活活动的影响。

阅读：评价大声朗读的速度是索尔兹伯里眼科评估系统的一部分[23]。研究表明，仅仅非常晚期的双眼青光眼患者大声朗读速度明显降低。按照 2011 年视觉与眼科研究会发表视敏度的标准，视野得分越低并不会导致朗读速度越慢，然而，双眼青光眼视野缺损的患者默读的速度降低约 15%，单侧视野缺损的患者较好眼的默读速度明显降低（较好眼视野每丢失 5dB，默读速度降低 8%）。此外，青光眼患者持续阅读后易疲劳，阅读速度可能下降[48]。而且，青光眼患者阅读低对比度书籍的速度较正常人慢[49]。

步行、平衡和跌倒：横断面研究包含了青光眼患者步行的几方面。运动能力数据显示青光眼患者较正常人行走速度慢大约 15%，而且最晚期的视野缺损青光眼患者行走速度最慢[21, 50]。此外，在运动过程中，青光眼患者碰撞物体的几率约为正常人两倍[21]。

青光眼可导致平衡能力差。研究表明双眼睁开时，青光眼患者的保持平衡能力比正常人差[21]，保持姿势时更易出现摇摆，闭眼时，两者平衡能力相仿。视野丢失越严重，保持姿势时晃动越明显。平衡能力的低下导致青光眼患者更易跌倒。

驾驶：在发达国家，驾驶是独立生活需要具备的一项重要生活技能。正因为如此，势必需要评价青光眼患者独立性及生活质量与自身安全及社会安全的关系。的确，许多晚期视野缺损的患者仍继续驾驶，所以，设立是否允许晚期患者驾驶的循证标准至关重要 [45]。数据显示青光眼患者在模拟驾驶训练中遭遇更多事故 [52]。在路面驾驶评估中，青光眼患者不易发现路边行人 [22]。而且，驾驶过程中需要专业驾驶员提醒次数高达六次 [22]。霍赫贝格的团队采用跟踪系统研究青光眼出行率，研究表明青光眼患者在节假日很少外出，仅 25% 患者外出旅行 [53]。

关于青光眼患者外出活动及阅读方面的研究中，仅有极少涉及功能检测。Kotecha 团队研究显示青光眼患者日常生活受到影响，表现为较慢地试探性地触摸物体 [54]。除了阅读和运动能力，残疾评估试验还包含了识别面部表情和路标、察觉运动、定位物体、配位螺丝螺帽、配对袜子和打电话。所有的技能与视野和对比敏感度有密切的关系，其中最密切相关的技能包括察觉运动、配对袜子和发现物体 [24]。

病例报告结果、技能丧失与青光眼损害进展之间是怎样的关系呢？

洛杉矶拉丁美洲眼科研究中心采用国立眼科研究所视功能问卷 -25 的方法研究病例报告结果有改变并且任何原因造成视野丢失的患者 [55]。视野丢失或改善的进展在调查问卷中表现为组成分数的减少或增加（P 值均 < 0.05）。在视觉特异性健康相关生命质量问卷中，基线视野、基线视敏度及视敏度改变均转换为对视野改变的影响。尤其是，视野丢失表现为问卷评分减少显著，同时先前已存在的视敏度的下降与无损害相比较。显而易见，这将成为未来研究的重要领域。

至今，尚无对同一青光眼患者进行性损伤的功能表现进行评估研究。

参考文献

1. Ware JE, Jr., Kosinski M, Bayliss MS, et al. Comparison of methods for the scoring and statistical analysis of SF-36 health profile and summary measures: summary of results from the Medical Outcomes Study. Med Care 1995; 33 (Suppl):AS264-79.
2. Ware JE GB. The SF-36 Health Survey: development and use in mental health research adn the IQOLA Project. International Journal of Mental Health 1994; 23: 49-73.
3. Mangione CM, Lee PP, Gutierrez PR, et al. Development of the 25-item National Eye Institute Visual Function Questionnaire. Arch Ophthalmol 2001; 119: 1050-1058.
4. Mangione CM, Lee PP, Pitts J, et al. Psychometric properties of the National Eye Institute Visual Function Questionnaire (NEI-VFQ). NEI-VFQ Field Test Investigators. Arch Ophthalmol 1998; 116: 1496-1504.
5. Weih LM, Hassell JB, Keeffe J. Assessment of the impact of vision impairment. Invest Ophthalmol Vis Sci 2002; 43: 927-935.
6. Nelson P, Aspinall P, Papasouliotis O, et al. Quality of life in glaucoma and its relationship with visual function. J Glaucoma 2003; 12: 139-150.

7. Spaeth G, Walt J, Keener J. Evaluation of quality of life for patients with glaucoma. Am J Ophthalmol 2006; 141(Suppl):S3-14.
8. Che Hamzah J, Burr JM, Ramsay CR, et al. Choosing appropriate patient-reported outcomes instrument for glaucoma research: a systematic review of vision instruments. Qual Life Res.
9. Vandenbroeck S, De Geest S, Zeyen T, et al. Patient-reported outcomes (PRO's) in glaucoma: a systematic review. Eye (Lond); 25: 555-577.
10. Bramley T, Peeples P, Walt JG, et al. Impact of vision loss on costs and outcomes in medicare beneficiaries with glaucoma. Arch Ophthalmol 2008; 126: 849-856.
11. Colon-Emeric CS, Biggs DP, Schenck AP, Lyles KW. Risk factors for hip fracture in skilled nursing facilities: who should be evaluated? Osteoporos Int 2003; 14: 484-489.
12. McGwin G, Jr., Mays A, Joiner W, et al. Is glaucoma associated with motor vehicle collision involvement and driving avoidance? Invest Ophthalmol Vis Sci 2004; 45: 3934-3939.
13. Blanton CA., Kretsch DJ., RC. B. Measuring Physical Activity Energy Expenditure in Normal-Weight, Premenopausal Women. 2005.
14. Heil DP. Predicting activity energy expenditure using the Actical activity monitor. Res Q Exerc Sport 2006; 77: 64-80.
15. Munro CA, Jefferys J, Gower EW, et al. Predictors of lane-change errors in older drivers. J Am Geriatr Soc 2010; 58: 457-464.
16. Ramulu PY., Chan ES., Loyd TL., et al. Comparison of home and out-of-home physical activity using accelerometers and cellular network based tracking devices. 2011.
17. Schenk AK, Witbrodt BC, Hoarty CA, et al. Cellular telephones measure activity and lifespace in community-dwelling adults: proof of principle. J Am Geriatr Soc 2011; 59: 345-352.
18. Warrian KJ, Altangerel U, Spaeth GL. Performance-based measures of visual function. Surv Ophthalmol 2010; 55: 146-161.
19. Aspinall PA, Johnson ZK, Azuara-Blanco A, et al. Evaluation of quality of life and priorities of patients with glaucoma. Invest Ophthalmol Vis Sci 2008; 49: 1907-1915.
20. Burr JM, Kilonzo M, Vale L, Ryan M. Developing a preference-based Glaucoma Utility Index using a discrete choice experiment. Optom Vis Sci 2007; 84: 797-808.
21. Friedman DS, Freeman E, Munoz B, et al. Glaucoma and mobility performance: the Salisbury Eye Evaluation Project. Ophthalmology 2007; 114: 2232-2237.
22. Haymes SA, LeBlanc RP, Nicolela MT, et al. Glaucoma and on-road driving performance. Invest Ophthalmol Vis Sci 2008; 49: 3035-3041.
23. Ramulu PY, West SK, Munoz B, et al. Glaucoma and reading speed: the Salisbury Eye Evaluation project. Arch Ophthalmol 2009; 127: 82-87.
24. Richman J, Lorenzana LL, Lankaranian D, et al. Importance of visual acuity and contrast sensitivity in patients with glaucoma. Arch Ophthalmol 2010; 128: 1576-1582.
25. Altangerel U, Spaeth GL, Steinmann WC. Assessment of function related to vision (AFREV). Ophthalmic Epidemiol 2006; 13: 67-80.
26. Gutierrez P, Wilson R, Johnson C, al. e. Influence of glaucomatous visual field loss on health related quality of life. Arch Ophthalmol 1997; 115: 777-784.
27. Noe G, Borth J, Lamoureux E, et al. Associations between glaucomatous visual field loss and participation in activities of daily living. Clinical and Experimental Ophthalmology 2003; 31: 482-486.
28. Parrish R, Gedde S, Scott I, al. e. Visual function and quality of life among patients with glaucoma. Arch Ophthalmol 1997; 104: 334-342.
29. McKean-Cowdin R, Wang Y, Wu J, et al. Impact of visual field loss on health-related quality of life in glaucoma: the Los Angeles Latino Eye Study. Ophthalmology 2008; 115: 941-948 e1.
30. Wu SY, Hennis A, Nemesure B, Leske MC. Impact of glaucoma, lens opacities, and cataract surgery on visual functioning and related quality of life: the Barbados Eye Studies. Invest Ophthalmol Vis Sci 2008; 49: 1333-1338.

31. Jampel HD. Glaucoma patients' assessment of their visual function and quality of life. Trans Am Ophthalmol Soc 2001; 99: 301-317.

32. Mills R. Correlation of quality of life with clinical symptoms and signs at the time of glaucoma diagnosis. Trans Am Ophthalmol Soc 1998; 96: 753-812.

33. Labiris G, Katsanos A, Fanariotis M, et al. Vision-specific quality of life in Greek glaucoma patients. J Glaucoma 2009; 19: 39-43.

34. Ringsdorf L, McGwin G, Jr., Owsley C. Visual field defects and vision-specific health-related quality of life in African Americans and whites with glaucoma. J Glaucoma 2006; 15: 414-418.

35. Sherwood MB, Garcia-Siekavizza A, Meltzer MI, et al. Glaucoma's impact on quality of life and its relation to clinical indicators. A pilot study. Ophthalmology 1998; 105: 561-566.

36. Wilson MR, Coleman AL, Yu F, et al. Functional status and well-being in patients with glaucoma as measured by the Medical Outcomes Study Short Form-36 questionnaire. Ophthalmology 1998; 105: 2112-2116.

37. Ivers RQ, Cumming RG, Mitchell P, Attebo K. Visual impairment and falls in older adults: the Blue Mountains Eye Study. J Am Geriatr Soc 1998; 46: 58-64.

38. Lamoureux EL, Chong E, Wang JJ, et al. Visual impairment, causes of vision loss, and falls: the singapore malay eye study. Invest Ophthalmol Vis Sci 2008; 49: 528-533.

39. Haymes SA, Leblanc RP, Nicolela MT, et al. Risk of falls and motor vehicle collisions in glaucoma. Invest Ophthalmol Vis Sci 2007; 48: 1149-1155.

40. Cummings SR, Nevitt MC, Kidd S. Forgetting falls. The limited accuracy of recall of falls in the elderly. J Am Geriatr Soc 1988; 36: 613-616.

41. Maul EA., Hochberg C., Chan E., et al. Objective Measurement of Real-world Physical Activity in Glaucoma using an Accelerometer device. ARVO 2011 Meeting, 2011.

42. McGwin G, Jr., Owsley C, Ball K. Identifying crash involvement among older drivers: agreement between self-report and state records. Accid Anal Prev 1998; 30: 781-791.

43. McGwin G, Jr., Xie A, Mays A, et al. Visual field defects and the risk of motor vehicle collisions among patients with glaucoma. Invest Ophthalmol Vis Sci 2005; 46: 4437-4441.

44. Hu PS, Trumble DA, Foley DJ, et al. Crash risks of older drivers: a panel data analysis. Accid Anal Prev 1998; 30: 569-581.

45. Ramulu PY, West SK, Munoz B, et al. Driving cessation and driving limitation in glaucoma: the Salisbury Eye Evaluation Project. Ophthalmology 2009; 116: 1846-1853.

46. Gilhotra JS, Mitchell P, Ivers R, Cumming RG. Impaired vision and other factors associated with driving cessation in the elderly: the Blue Mountains Eye Study. Clin Experiment Ophthalmol 2001; 29: 104-107.

47. Evans K, Law SK, Walt J, et al. The quality of life impact of peripheral versus central vision loss with a focus on glaucoma versus age-related macular degeneration. Clin Ophthalmol 2009; 3: 433-445.

48. Ramulu PY., Swenor BS., Jefferys J., et al. Difficulty with Sustained Reasing in Glaucoma. ARVO 2011 Meeting, 2011.

49. Burton R., Crabb DP., Smith ND., et al. Exploring the Effects of Glaucoma on Reading Speed ARVO 2011 Meeting, 2011.

50. Turano KA, Rubin GS, Quigley HA. Mobility performance in glaucoma. Invest Ophthalmol Vis Sci 1999; 40: 2803-2809.

51. Freeman EE, Gange SJ, Munoz B, West SK. Driving status and risk of entry into long-term care in older adults. Am J Public Health 2006; 96: 1254-1259.

52. Szlyk JP, Taglia DP, Paliga J, et al. Driving performance in patients with mild to moderate glaucomatous clinical vision changes. J Rehabil Res Dev 2002; 39: 467-482.

53. Hochberg C., Maul E., Chan E., et al. Visual Field Loss and Travel Outside of the Home in Glaucoma. ARVO 2011 Meeting, 2011.

54. Kotecha A, O'Leary N, Melmoth D, et al. The functional consequences of glaucoma for eye-hand coordination. Invest Ophthalmol Vis Sci 2009; 50: 203-213.

55. Patino CM, Varma R, Azen SP, et al. The Impact of Change in Visual Field on Health-Related Quality of Life The Los Angeles Latino Eye Study. Ophthalmology 2011.

（袁志兰 译）

（Translated by Zhilan YUAN）

共识点小结

第1章 视功能进展

1. 标准白自动视野计（SAP）是一种被推荐的可检测至少中央24度视野范围的固定模型。

注释：关于其他可供选择的视功能检测方法（如倍频视野，分辨率视野，运动视野等），在其取代标准自动视野计，成为新的青光眼视功能损害进展检测方法之前，还需要进一步的研究。

注释：青光眼视神经病变出现结构上的进展而功能损害并无明显进展的情况是有可能的，反之亦然。

2. 应用充分的检查发现病情变化。

注释：青光眼病情是否进展的结论不能仅仅由最近一次和前一次的视野检查结果比较而得出。

注释：可疑的病情进展需要通过重复的视野检查来确定。

基线参数的收集（以前没有视野检查结果）：最初两年

3. 在临床实践中，在前6个月的时间里最好应该至少有2次以上可信的视野检查结果。

注释：在临床工作中，对于那些高致盲风险的人群，比如那些有进行性视功能损害的患者，包含三次视野检查结果的基线参数是必要的。

注释：一个可信的基线参数视野结果在监测病情进展方面是很有必要的。

注释：除非发现结果中有明显的学习效应、高假阳性错误、人为修饰盘沿或者其他明显的人为修饰结果，否则所有结果都应该被纳入病情的分析中。

4. 在接下来的18个月中，至少应行两次进一步的视野检查。

5. 当一次视野结果分析后提示有可疑的视野损害进展时，再次重复的视野检查应该比原计划的视野检查提前。

注释：对于有致盲风险的病人，在最初两年内完成6次视野检查有助于临床医生排除病情快速进展的情况（2dB/年或者更差），以及建立一个理想的视野基线参数。

注释：青光眼病情的可疑进展可以根据诸如青光眼进展分析（包含在Humphrey视野计软件内）或者"非参数进展分析"等诊断标准进行确定。

6. 当患者接受一种明显的干预治疗（比如手术治疗）后，需要建立一个新的基线参数。

注释：新的视野基线参数可以采用最近的一次反映既往病情进展情况的视野结果。

随访数据收集（最初两年之后）

7. 视野随访的频率基于患者临床病情进展的风险（根据损害的程度和预期寿命）。

8. 对于低风险或者中度风险的患者，视野的复查频率应该为一年一次（除非是长期随访的患者），通常来说，在情况允许时应尽早复查视野。视野损害进展的确定可根据视野结果分析，以及一些临床表现提示的可疑病情进展或者显著的病情进展。

注释：相关的临床表现包括结构损害的进展（包括临床发现或者影像技术检测发现）、片状出血或者眼压控制不充分。

9. 对于高风险的患者，视野检查频率应该为一年两次，并且在情况允许时尽早复查视野。视野损害进展的确定。

可根据视野结果分析，以及一些临床表现提示的可疑病情进展或者显著的病情进展。

注释：当随访过程中出现明确的病情进展时（通过一次视野结果分析），复查视野的频率需要根据患者评估后的病情进展速率、危险因素、其他临床进展指标、疾病的分期和预期寿命来综合确定。

注释：对于长时间内病情控制平稳，或者病情进展很缓慢，几乎没有可能达到视野丢失的患者，以及临床参数表明低进展风险的患者而言，每年的视野检查频率可以少于一年一次。

视野进展的结论可基于"结果 –"或者"趋势"方法分析得出

结果分析：视野损害进展指的是与视野基线参数相比，视野改变量超过预定阈值，而它是根据视野重复检查的变化值来制定的（根据损害的水平）。

趋势分析：确定一段时间内视野变化率，趋势的变化取决于测量值的变化和变化的幅度大小。

10. 对于大部分临床治疗随访过程中的不同时间点，结果分析和趋势分析都是需要的。

11. 一般来说，基于结果分析的方法在早期随访中应用，因为早期几乎没有可用于系列分析的视野结果。

注释：结果分析得到的进展结论往往需要至少两次进一步的测量分析证实，以便能够充分确定存在视野损害进展。

注释：通常需要结合单独的测量结果来证实视野损害的进展（病人有"感到身体不舒服的时候"）。

注释：当视野损害进展被"结果分析"方法证实存在时，临床医生应该注意：

——确定视野基线参数是否可靠以及是否适合进行分析；

——评估视野损害进展率和确定评估的可信度；

——即将发生的视野损害的严重程度；

——视野损害进展的危险因素。

12．一般而言，当在足够的时间内收集了大量的视野参数时，可应用病情进展率的分析。

注释：视野损害进展在头两年是一个粗略的估计（与预测的中间进展率的偏差较大）；在大多数患者中它需要更长的时间，以获得可靠的视野损害进展率评估。

注释：趋势（回归）分析提供视野损害进展率及可靠的预期评估方法；预期评估的可靠性取决于可信区间的判定。

注释：当解读视野时（这些数据为视野损害进展提供"预警"）时，临床医师应考虑其他的反映病变进展的检查结果及相关影响疾病进展的危险因素。

13．当视野损害进展一旦确定，临床医生应该确定此种进展与青光眼相关，而与其他疾病不相关。

视野损害进展速度的测量

14．临床医生应重视视野损害进展率。

注释：在患者有生之年，评估视野损害进展率对于指导治疗决策及评估视觉功能损害分期具有非常重要的价值。

15．在青光眼治疗方案没有显著改变时，合适的总体视野指数的进展率（包括 MD、VFI，但是除外 PSD、LV）在被治疗的青光眼中（除最晚期的阶段外）呈线性变化。

16．因为进展的线性模式是可以接受的，所以在治疗方案没有变化时，通过适当的时间间隔，可推断趋势，预测未来的视野丢失情况。

17．局部和总体的视野损害进展参数都需要确定。

注释：比率最常用来测量总体参数，如测量平均偏差，平均缺损或视野指数。然而，局部视野损害进展（如旁中央区）也许被总体参数遗漏。

18．对于白内障患者，总体偏差为基础的研究方法比模式偏差为基础的研究方法更为敏感。然而，通过消除或减少弥漫性视野缺损，模式偏差为基础的研究方法可能低估视野缺损进展率。

19．使用合适的软件系统。

注释：视野打印结果的主观判断是不可靠的，且在临床医生中较难达成共识。无论是在视野计软件或单机软件，统计分析有利于可靠地识别和衡量视野损害的进展情况。

重视检查质量

20. 质量差的检查可能会导致对视野缺损进展错误的评估。

注释：减少测量误差最重要的因素是向病人适当的解释检查方法、仪器设备，并由受过良好训练的技术人员一对一地监测病人。

21. 不要机械地依赖视野可靠性指标。

注释：视野计可靠性指标可能是不可靠的，最有价值的指标是"假阳性率"，当"假阳性率"值大于 15% 时很有可能代表不可靠；但是当值小于 15% 时，也不一定可靠。技术人员能最好地评判检查质量。

22. 如果检测不可靠就需要重复检测，应再次仔细指导患者重新检查。

使用相同的阈值测试

23. 临床医生应该选择自己最熟悉的视野检查技术、测量模式和阈值策略获取基线参数，并严格使用相同的测试程序进行后续随访。

注释：如果兼容的阈值计算程序和测试模式被使用，才能进行视野缺损进展分析。

24. 在进展期青光眼，小视角标准自动视野计测试网格，例如，HFA 10-2 对少数患者是有价值的。

注释：动态视野计和有较大的视标（例如 V 型号）的标准自动视野计也是有用的。

注释：应该权衡测量模式转变的优点（例如从 24-2 到 10-2 模式），有利于避免通过商业软件来评估视野缺损进展的缺点。

临床试验

25. 结果分析的目的是确定在研究配备与非必须临床显著差异之间的统计学显著性差异。

注释：由于青光眼是一种慢性进行性疾病且通常呈线性进展，如果没有额外的治疗，达到统计学差异的少量进展将演变为更多的大量临床病情进展。

26. 视野指数的比率分析是恰当的统计方法，用来确定治疗组之间的差异。

注释：比率分析的方法已常用在其他慢性进行性疾病的试验，如老年痴呆症。

27. 在各种临床试验中应用进展评价标准的差异限制了在这些试验中进展发生率的对比。

注释：由于不同的临床试验间受试者青光眼分期、视野检测质量及其他特性不一致，所以不同的临床试验之间结果也无法进行比较。

研究需求

1．根据患者个体检测 - 重复检测的变化规律，进一步完善视野损害进展结果的判定标准。

2．有必要将最终的随访结果和视野损害进展速度的数据和通过适当的频率及检测间隔时间所获得的临床试验数据库进行比较。

3．对于进展期青光眼，需要进一步研究较小视角的测试网格以及不同大小的刺激（例如 V 号视标）的应用价值。

4．确定适当的 III 号视标刺激对比度的动态范围，并研制一种新的具有适当的刺激对比度、同时具有较大的动态范围的刺激方法。

5．改善视野检查者和设备之间、患者和设备之间的接触界面。

6．研究和开发刺激类型（例如，FDT）和测试算法，为进行标准自动视野计检查有困难的儿童和成年人的视野损害进展分析提供最优化的信息内容。

7．研发可选择刺激位点的新方法，以避免在测试盲区进行大量的无效刺激，而专注于感兴趣的区域。

8．进一步评估在一个随访试验中用上一次阈值作为随访起点的优点（或者，如果以前阈值<0 分贝，确认在 0 分贝刺激时没有看到就足够了）。

9．确定每个患者检测的最佳频率和时间。

10．使用好的数学模型。

11．研发更好的方法来鉴定"学习效应"。

12．为进展期青光眼视神经病变患者提供适当的检测和检测频率，以及具有正常值的标准自动视野计。

第2章　结构

2.1　测量视乳头和视网膜神经纤维层（RNFL）参数的技术

1．视乳头立体摄像和视网膜神经纤维层摄像是检查结构损害进展的有价值的和持久的方法。

注释：临床上视乳头和视网膜神经纤维层的立体照相检查与基线照片对比，以检测变化是有用的。

注释：主观评估杯 / 盘比只能检测视杯大的变化，而不足以监测结构性变化。

2．彩色眼底照相是首选的成像设备，用以鉴定视乳头出血和视乳头旁萎缩。

注释: 视乳头出血和β-区视乳头旁萎缩是已确认的青光眼进展的危险因素。

3. 区视乳头旁萎缩的变化可作为青光眼进展的标志。

注释: 评估视乳头旁萎缩变化的方法需要进一步的验证包括眼底照相、光学相干断层扫描仪和频域光学相干断层扫描成像技术。

4. 几种成像仪器，包括激光共聚焦扫描检眼镜、偏振激光扫描仪和光学相干断层扫描仪客观地提供可重复的测量和定量评估视乳头和视网膜神经纤维层的变化。

注释: 通过比较草图或在临床图表中描述杯盘比检测青光眼进展的方法一般不适合用于青光眼的早期检测，但可以通过影像技术和(或)视乳头摄影来进行青光眼的早期检测。

注释: 成像仪器可提供结构损害进展的分析，可以确定变化是否大于单次眼部结构的测量误差。

5. 几种结构成分的纵向变化检测可能有助于测量变异性。

注释: 这些变化包括在临床上视乳头盘缘的可见度波动、短期波动和分区计算的准确性、血管血容量和解剖参考面的变异，以及纵向图像配准。

6. 图像质量可以影响我们检测结构变化的能力。

注释: 自动质量指数随着不同仪器及不明原因的结构成分而变化。

注释: 质量差的图像可能会导致假阳性或假阴性结果。

注释: 对于病人的治疗决策，临床医师应评价检测青光眼进展的图像质量。

7. 多幅高质量的基线图像有利于疾病进展的分析。

注释: 有些仪器在一次成像期间自动获取几个基线图像。

2.2　数字成像仪器的重复性

1. 测量的误差影响设备检测疾病进展的功能。

注释: 对于激光扫描偏振仪、共焦激光扫描检眼镜和光学相干断层扫描仪，文献显示存在大量的可重复性评估。虽然仪器的比较研究在相同的患者中是有限的，但这些检测技术具有类似的可重复性数据。

注释: 总体而言，频域光学相干断层扫描仪比时域光学相干断层扫描仪具有更好的可重复性。

2. 关于在整个疾病的严重程度的变化中是否有可重复性，在文献中缺乏共识。这可能与测量的不同解剖结构和不同的测量技术有关。

2.3　怎样检测结构改变?

1. 基于结果和趋势的分析有助于病变的变化检测。

注释: 这些分析并不总是一致的。

2．对于临床治疗决策，评估结构损害进展率是重要的。

注释：由分别测量视乳头、视网膜神经纤维层和黄斑参数获得的变化率可能彼此不同。

3．用成像仪器定量评估视乳头和视网膜神经纤维层（RNFL）是有用的，并且对变化检测有互补作用。

注释：关于黄斑检测对变化检测是否有用，目前还没有足够的资料证明。

4．即使对同一结构进行检测，不同的技术和扫描程序可能会影响病变进展的分析。

5．何种仪器或参数能最好地检测结构损害的进展，目前还没有明确的共识。随着技术的发展，临床上有用的新仪器和参数将会不断出现。

2.4　如何定义临床上显著的结构改变？

1．统计学上显著性改变的确定，应考虑到测试 - 重复测试的变异以及健康个体的年龄相关性正常值变化范围。

2．健康个体年龄相关性正常值变化范围最好应来自实际的纵向数据，而不是以横向数据推断。

3．结构参数如盘沿面积或神经纤维层厚度这一相关的变化有统计学意义，但是并不意味着有显著的临床意义。后者还应该考虑到年龄和疾病的阶段，以及目前存在的风险因素。

注释：目前，我们有方法来测量统计学显著性变化，但是，迄今为止，我们不知道如何充分评估这种变化的临床重要性。

2.5　临床实践中的问题

1．影像学检查的最佳频率是未知的。

注释：它依赖于疾病的严重程度和病变进展的预期速度。

2．在纵向观察青光眼的视乳头和视网膜神经纤维层损害进展的研究中，影像学检查每年 1 次到 3 次。

3．对于相同的结构测量（例如，视神经纤维层厚度），来自同一设备制造商的不同仪器或来自不同设备制造商（如频域光学相干断层扫描）的相同技术没有必要交叉检查病情的进展。

4．变化的结构检测是临床试验中检测青光眼进展的有效方法。

注释：结构变化已被证明可用来预测青光眼未来的视功能损害。

第3章　结构和功能

1．应将评估视神经结构及其功能相结合来判断青光眼进程。

2．目前，尚无一种检查方法可用作检测青光眼病相关结构及功能改变的金标准。

3．由功能检查发现的病情进展常不能通过结构检查来确证，反之亦然。

注释：这是由检查分析存在本身的缺陷，个体差异，以及结构和功能的相互关系所致。

4．标准自动视野检查，作为唯一用以发现病情改变的检测手段，可能会漏诊或低估早期青光眼损害。

注释：对于可疑青光眼或视野表现正常的高眼压患者而言，视神经结构的改变（如视乳头地形图，视网膜视神经纤维层，视乳头出血，视乳头旁萎缩）可能早于视野的改变。

5．概括地说，疾病晚期更难于发现病情的进展。

注释：视野晚期损害需要应用另外的视野检测方法（如更大的视标／黄斑策略／动态视野检查等）。

6．有统计学意义的结构和（或）功能改变（将患者年龄及个体异质性考虑在内），不一定具有临床意义。

注释：评价对病人处理的临床意义时，必须考虑其他危险因素及在有生之年视功能障碍的危险性。

7．青光眼的进行性结构改变一般可以预测功能损害的发生与发展，但不总是如此。

注释：预测的准确性取决于评估结构或功能改变的检查方法。

8．通过一种以上检查方法来证实青光眼进展，比反复使用同一种方法更为有效和快捷。

注释：证实青光眼性病变的例子，包括结构与功能改变（如：视神经的结构改变以及与它相一致的功能改变）。

9．为提高青光眼进展的确诊率，检查结果必须有较好的重复性和准确性以便得到有价值的信息。

注释：尽管辅助检查有助于疾病诊断，但仍应避免过多的检查，以免引起不必要的花费。

10．在评估青光眼结构和（或）功能改变的临床意义时，应将预期寿命考虑在内。

11．青光眼相关结构和（或）功能检查应贯穿疾病全程。

第4章　危险因素

1. 青光眼进展的危险因素应在所有青光眼患者或风险正在增加的疑似青光眼人群中确定。

2. 青光眼临床危险因素评估有两个作用。它提供了(a)预后信息；和(b)疾病治疗的基础。

注释：虽然因果关系的证明是可取的，临床医学的务实性允许根据不同的证据特性，甚至根据临床症状采取治疗。

3. 在临床治疗中使用的危险因素应该考虑到：(a)疾病进展的危险因素的强度；和(b)实用性和减少该危险因素的潜在危害。

4. 高眼压症本身是导致青光眼的一个高危因素，进展率取决于其他危险因素的存在与否。

注释：这些危险因素对高眼压症患者的临床治疗决策是很重要的。

注释：高眼压症患者的危险因素评估有助于确定个体降眼压药物，以及告知随访的频率。

5. 风险评估为与那些临床研究中类似的青光眼患者提供一种青光眼进展风险量化方法。

注释：这些风险评估在临床实践中的效果仍有待确定。

6. 较高的平均眼内压是青光眼进展的高危因素。

注释：需要更多的研究来评估其他眼内压参数作为青光眼进展中高危因素的作用。

7. 较薄的中央角膜是青光眼进展的危险因素，并伴有较高基线眼内压。

8. 假性剥脱综合征是青光眼进展的一个独立的危险因素。

9. 视乳头出血、高龄和低眼部灌注压都是青光眼进展的危险因素。

注释：低血压和青光眼进展风险之间的关系是复杂的。

10. 尽管不同病人青光眼进展的评估是建立在大量已完成的临床试验上，但是这些评估在临床应用中仍存在很大差异。

11. 青光眼进展的危险因素对早期到中期青光眼的影响比中期到晚期青光眼更大。

注释：很少有充分有力的研究前瞻性评估青光眼致盲的危险因素。

12. 青光眼危险因素的相对重要性取决于青光眼疾病的不同阶段。

注释：有些危险因素似乎并不是早期到中期青光眼进展的重要因素，但可能是中期到晚期青光眼进展的重要因素，反之亦然。

13. 很有必要纵向研究青光眼视功能丧失和致盲的危险因素。

第5章　青光眼及其对患者视功能的影响

1. 确诊青光眼的常规方法包括视神经结构和功能的检测：视杯/视乳头的比值,视网膜神经纤维层和神经节细胞层的厚度,白对白视野,蓝黄视野以及眼压。这些检测方法可对患者视功能进行评估。除了常规检查,PROs和功能检查均为青光眼患者的诊断提供了重要信息。

2. 以前人们认为只有晚期青光眼损害才会影响患者的视功能。然而,最近的基于临床的大规模人群横向比较研究表明,通过患者的主诉及功能检测,早期青光眼的视野损害影响患者的视功能。

3. 患者报告结果和功能检查与青光眼进展之间的关系尚有待进一步研究。

4. 在系列研究中,大量仪器和测试用来进行患者报告结果和功能检查。但是,单一的患者报告结果和功能检查(或者一组患者报告结果和功能检查)在临床实践中并没有达成共识。需要创建一个较为简单的患者报告结果和功能检查,而且可以在各种情况下具有较好的重复性。

（夏晓波　熊　宇 译）

（Translated by Xiaobo XIA, Yu XIONG）

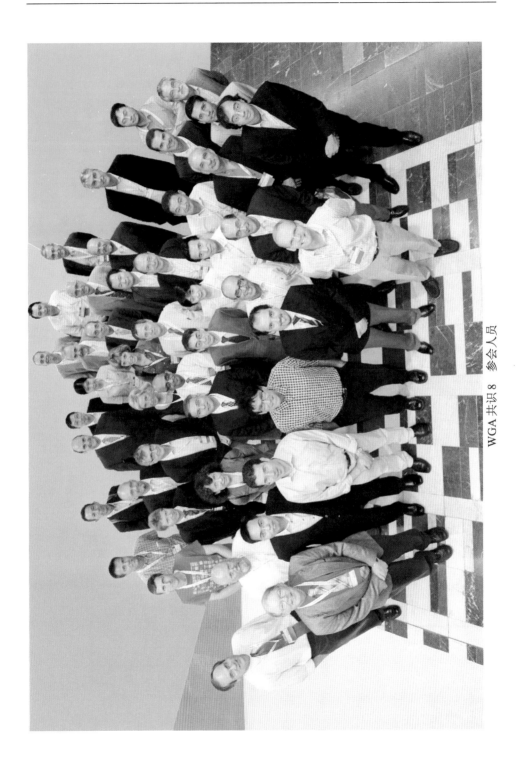

WGA 共识 8　参会人员